ME|TEXTBOOKS NATIONAL PROJECT 国家级继续医学教育项目教材

U0318553

质子泵抑制药的精准使用

主　编　陈胜良

编　委（以姓氏笔画为序）

李文婷　李金辉　杨　黎

邱宏毅　陈　翔　陈　鑫

陈胜良　周　蕙　赵　丽

郝筱倩　黄美兰

中华医学电子音像出版社

CHINESE MEDICAL MULTIMEDIA PRESS

北　京

图书在版编目（CIP）数据

质子泵抑制药的精准使用/陈胜良主编. —北京：中华医学电子音像出版社，2017. 8

ISBN 978-7-83005-124-2

Ⅰ. ①质… Ⅱ. ①陈… Ⅲ. ①消化系统疾病-临床药学-研究 Ⅳ. ①R975

中国版本图书馆 CIP 数据核字（2017）第 205595 号

网址：www.cma-cmc.com.cn（出版物查询、网上书店）

质子泵抑制药的精准使用
ZHIZIBENG YIZHIYAO DE JINGZHUN SHIYONG

主　　编：陈胜良
策划编辑：冯晓冬　　史仲静
责任编辑：冯晓冬　　王翠棉　　宋玥
文字编辑：王翠棉
校　　对：刘丹
责任印刷：李振坤
出版发行：中华医学电子音像出版社
通信地址：北京市东城区东四西大街 42 号中华医学会 121 室
邮　　编：100710
E-mail：cma-cmc@cma.org.cn
购书热线：010-85158550
经　　销：新华书店
印　　刷：北京顶佳世纪印刷有限公司
开　　本：850mm×1168mm　1/32
印　　张：3.5
字　　数：83 千字
版　　次：2017 年 8 月第 1 版　　2017 年 8 月第 1 次印刷
定　　价：50.00 元

版权所有　　侵权必究

购买本社图书，凡有缺、倒、脱页者，本社负责调换

内 容 提 要

　　本书围绕质子泵抑制药的临床应用，分别从胃酸的生理和病理作用、质子泵抑制药的药理作用、抑酸治疗的适应证和治疗达标要求、胃食管反流病和消化性溃疡的质子泵抑制药的治疗要点、胃酸对消化效率的影响及质子泵抑制药的应用、质子泵抑制药应用的安全性等方面进行详细阐述。本书内容兼具实用性和学术性，可作为消化内科医生的临床参考用书。

前　言

　　质子泵抑制药的应用极大地提高了胃酸相关性疾病的临床处置水平，当之无愧地成为此类疾病治疗学发展史上划时代的里程碑。

　　自 20 世纪 80 年代至今，经过几十年的应用历程，在质子泵抑制药的适应证、种类和剂型选择、剂量和疗程、安全性等方面积累了丰富的经验和教训。然而，在这些问题上产生的新发现、新体会以及各种争论从来没有停止过。

　　我们应该注意到，在质子泵抑制药应用的几十年间，消化系统临床疾病谱发生了明显的改变。消化道自身免疫性炎症，如炎症性肠病发病率呈增加趋势，胃肠道恶性肿瘤的发病率有了新的改变，胃肠功能性疾病的就诊比例逐年增加。因此消化专科医师面临的临床挑战正在发生巨大的改变。同时，肠道微生态、消化效率等与临床疾病状态、病理生理学机制的联系日益受到重视。在这些临床挑战及诊治理念变化的背景下，重新审视质子泵抑制药的适应证、种类和剂型选择、剂量和疗程、安全性等方面的问题，成为消化专科医务人员不得不再次总结和讨论的话题。

为此，我们组织了上海交通大学医学院附属仁济医院消化专科医师，阅读、总结相关文献，从临床实用的角度，对上述质子泵抑制药应用相关的问题重新审视和思考，最终撰写了本书。书中没有赘述质子泵抑制药的药理学、药物代谢动力学等方面的内容，着重阐述临床应用中的热点或容易产生疑惑的问题。

受编者学术水平所限，书中存在不足或错误之处，敬请读者批评指正。

陈胜良

2016 年 3 月于上海

出版说明

　　医疗卫生事业发展是提高人民健康水平的必然要求，医药卫生人才建设是推进医疗卫生事业改革发展、维护人民健康的重要保障。国家卫生和计划生育委员会《医药卫生中长期人才发展规划（2011—2020年）》要求全国卫生技术人员继续医学教育覆盖率达到80%，因此，继续医学教育作为全国医药卫生人员毕业后业务再提高的重要方式任重道远。

　　《国家级继续医学教育项目教材》（以下简称《教材》）在2005年经国家卫生和计划生育委员会科教司、全国继续医学教育委员会批准，由全国继续医学教育委员会和中华医学会共同组织编写。该《教材》具有以下特点：一是权威性，由全国众多在本学科领域内知名的院士和专家撰写；二是具有很强的时效性，反映了经过实践验证的最新研究成果；三是强调实用性、指导性和可操作性，能够直接应用于临床；四是全面、系统，以综述为主，能代表相关学科的学术共识，而非某些专家的个人观点；五是运用现代传媒出版技术，图文声像并茂。

"十一五"期间，《教材》在最短的时间内启动了策划、编辑制作、学术推广等工作，自 2006 年以来已出版 60 余分册，涉及近 40 个学科，总发行量 80 余册。综观《教材》，每一册都是众多知名专家智慧的结晶，其科学、实用的内容得到了广大医务工作者的欢迎和肯定，被全国继续医学教育委员会和中华医学会共同列为国家继续医学教育唯一推荐教材，同时被国家新闻出版广电总局列为"十一五""十二五"国家重点出版物。本套教材的编辑出版得到了国家卫生和计划生育委员会科教司、全国继续医学教育委员会和中华医学会各级领导以及众多专家的支持和关爱，在此一并表示感谢！

限于编写时间紧迫、经验不足，本套系列教材会有很多不足之处，真诚希望广大读者谅解并提出宝贵意见，我们将在再版时加以改正。

《国家级继续医学教育项目教材》编委会

目　录

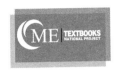

胃酸分泌与质子泵抑制药的药理作用

陈　鑫　陈胜良

上海交通大学医学院附属仁济医院

第 1 章

一、壁细胞的胃酸分泌调节机制

人体昼夜持续分泌胃液，但其量不恒定。胃液是由胃黏膜内各种细胞的分泌物混合而成的，分泌量和组成成分随各种细胞功能状态正常与否而变化，亦会受咽下的唾液和反流入胃的十二指肠液的影响。胃酸是胃液的重要组成成分，亦是消化和吸收不可或缺的因子，机体可根据自身需要分泌胃酸。

胃酸的主要生理功能有：激活胃蛋白酶原使之转变为具有生物活性的胃蛋白酶，并使胃液保持酸性状态，为发挥胃蛋白酶的生理作用创造一个适宜的环境；排入十二指肠后，H^+ 刺激十二指肠黏膜内的 S 细胞，促使后者分泌促胰液素促进胰液和胆汁的分泌；使胃液的 pH 保持在 1.5 左右，以杀灭进入胃腔内的大部分细菌；有助于小肠对铁和钙的吸收。

壁细胞（parietal cell）又称泌酸细胞（oxyntic cell），可分泌盐酸和内因子，存在于胃底和胃体大部的胃底腺中，多分布于胃底腺的颈部和体部。正常成人胃内壁细胞总数约为 10 亿，机体壁细胞数目与盐酸排放量直接相关，而人体胃各部分的壁细胞密集程度又有不同，其中以胃小弯处最多。

壁细胞具有极性，分泌端朝向胃腔。整个细胞呈球形或锥形，直径为 18~25 μm，胞质呈明显嗜酸性，核小而圆，可有双核。壁细胞胞质中充满了体积大、嵴密集的线粒体，占细胞切面面积的 40%，大量的线粒体为细胞的分泌活动提供了充足的能量。壁细胞顶面质膜凹陷成的小管可包绕细胞核，直抵细胞基底部，小管膜与细胞顶面质膜相连，管腔与胃底腺的腺腔相通，故称之为细胞内分泌小管，泌酸的关键因子 H^+-K^+-ATP 酶（又称质子泵）位于这些管膜状结构中。在细胞顶部与分泌小管周围的胞质中广泛穿插着表面光滑的膜性小管和小泡，在细胞的非分泌时相尤为明显，称其为微管泡系统。壁细胞的结构于分泌活动的时相不同表现出显著差异：在非分泌时相，分泌小管多不与腺腔相通，微管泡系统却极为发达；在分泌时相，分泌小管开放，微管泡系统的管泡数目则急剧减少。

壁细胞中的 H^+-K^+-ATP 酶是胃酸分泌的关键酶。H^+-K^+-ATP 酶由催化 α 亚单位和糖基化 β 亚单位构成。α 亚单位上含有 ATP 结合位点、酰基磷酸化位点、抑制剂结合位点和离子识别位点，在该酶结构和功能的成熟及全酶的稳定中起着重要的作用。α 亚单位通过水解 ATP 为离子跨膜转运提供能量，是离子转运的关键部位。β 亚单位主要负责全酶的装配，对酶的活性具有重要作用。胃组织中 H^+-K^+-ATP 酶特异性地在壁细胞中表达，静息状态下主要分布于壁细胞的管状囊泡中，在激活状态下分布于分泌小管膜上。此外，H^+-K^+-ATP 酶的正常泌酸功能对维持壁细胞的发育和结构也有重要的作用。它通过自身的磷酸化和去磷酸化，将细胞外液中的 K^+ 转运入细胞内，同时逆浓度梯度将细胞内的 H^+ 泵出细胞外，完成 H^+/K^+ 电中性跨膜离子转运和胃酸分泌。

胃黏膜壁细胞是分泌胃酸的源泉，在壁细胞膜上存在多种刺激性和抑制性调节因子的受体，各种调节因子都直接或间接地通过这些受体影响壁细胞的泌酸功能。这些受体具体如下。

（一）组胺 H_2 受体

组胺可强烈刺激壁细胞泌酸，它的作用可完全被选择性的组胺受体拮抗剂阻断，而不被其他类型，如胆碱或肾上腺素受体拮抗剂阻断。组胺 H_2 受体已被克隆和表达，其氨基酸顺序为一种典型的七螺旋，在第 3 和第 4 转运膜区存在对配体识别关键氨基酸的 G 蛋白耦联受体。应用组胺 H_2 受体拮抗剂的原位杂交和一种高度选择性的组胺 H_2 受体放射性配体的自动扫描定位研究，仅在壁细胞中探测到组胺 H_2 受体——特殊基因副本的信号，因此认为壁细胞上存在组胺 H_2 受体，且与腺苷酸环化酶的激活相耦联。

（二）乙酰胆碱受体

非选择性胆碱受体拮抗剂阿托品可抑制胃酸分泌，组胺 H_2 受体拮抗剂可部分阻断胆碱引起的胃酸分泌。在体外，由于组胺 H_2 受体拮抗剂的存在，使胆碱刺激的壁细胞泌酸反应减弱，但这种分泌仍能被阿托品阻断，说明乙酰胆碱除通过组胺起作用外，还通过毒蕈碱 M 型胆碱受体对壁细胞发挥直接刺激作用。在药理学上已有 5 种毒蕈碱受体亚型被克隆和定序，乙酰胆碱对壁细胞的直接作用由壁细胞膜上的 M_3 胆碱受体调节。

（三）胃泌素受体

有报道，当存在组胺 H_2 受体拮抗剂时，促胃液素（又称胃泌素）对泌酸的刺激作用几乎完全消失，因此部分学者认为促胃液素不直接作用于壁细胞，而是通过刺激肠嗜铬样细胞（ECL）释放组胺刺激泌酸。但也有报道指出，在胃黏膜或具有丰富壁细胞的标本中存在促胃液素的结合位点，这些结合位点具有缩胆囊素（CCK）-B 受体的特点，它们对促胃液素和 CCK 具有同样的亲和力，后者从壁细胞信使核糖核酸（mRNA）获得的反转录脱氧核糖核酸（cDNA）文库克隆和表达了 CCK-B 受体。此外，促胃液素使壁细胞中 Ca^{2+} 升高，而组胺仅引起壁细胞中小而暂时的 Ca^{2+} 交换，表明促胃液素对壁细胞的直接作用与组胺不一样。这些研究提示壁细胞上存在 CCK-B/促胃液素受体。现在认为，壁细胞上存在促胃液素受体，它是由人类 11 号染色体短臂 11p15.4~11p15.5 上 5 个外显子组成的全长 13 kb

以上的单一基因 CCK-B 受体产物。

(四) 抑制性受体

壁细胞上存在生长抑素、前列腺素、表皮生长因子、内皮素及胰高血糖素样肽（又称肠高血糖素）等抑制性受体。生长抑素通过抑制性 G 蛋白干扰受体调节的第二信使发挥作用。前列腺素的作用比较复杂，存在不同的前列腺素受体亚型：一种是低亲和性的前列腺素 E_2 受体，通过刺激性 G 蛋白起作用，故高浓度前列腺素可增加环磷腺苷（cAMP）的产生和酸的形成；另一种是高亲和性的前列腺素 E_3 受体，通过抑制性 G 蛋白起作用，故低浓度前列腺素抑制 cAMP 形成，与抑制酸形成有关。目前对壁细胞上抑制性受体的生理学研究尚未透彻。

当壁细胞底膜上的组胺、乙酰胆碱及胃泌素受体与相应配体结合，就激活了细胞内第二信使，引起细胞内一系列级联反应，从而实现酸分泌。首先是细胞内第二信使的浓度出现变化，激活蛋白激酶，增加了细胞内 Ca^{2+} 浓度。细胞内的信号传导途径如下。①受体与兴奋性 GTP-结合蛋白耦联，激活腺苷酸环化酶，增加胞内 cAMP 水平，从而使得依赖 cAMP 的蛋白激酶被激活，细胞内各种蛋白质进而磷酸化，激活壁细胞内 H^+-K^+-ATP 酶，实现泌酸；细胞内另有抑制性 GTP-结合蛋白，它降低腺苷酸环化酶活性和 cAMP 水平；两种 GTP-结合蛋白相互制约，共同调节酸分泌。②受体激活后，与之耦联的 G-蛋白使磷脂酶 C（PLC）活化，PLC 活化后分解细胞膜中的 4，5-二磷酸-磷脂酰肌醇（PIP_2），生成三磷酸肌醇（IP_3）和二脂肪酰甘油酯（DAG）。IP_3 使 Ca^{2+} 从储存部位释出，DAG 促使 Ca^{2+}-依赖磷脂的蛋白激酶（即蛋白激酶 C）从胞质位移至胞膜，再激活 H^+-K^+-ATP 酶促进酸分泌。

组胺刺激胃酸分泌主要通过增加细胞内 cAMP 和 Ca^{2+}，乙酰胆碱和促胃液素则是通过 Ca^{2+} 依赖途径，即增加 IP_3 和 DAG。但是促胃液素在调节 Ca^{2+} 从细胞外进入壁细胞开放 Ca^{2+} 通道时，细胞内 Ca^{2+} 减少，而卡巴胆碱（拟胆碱药）开放 Ca^{2+} 通道时不

减少细胞内储存的 Ca^{2+}，这导致卡巴胆碱对壁细胞刺激作用比促胃液素更强。

目前一般认为，壁细胞分泌胃酸的精确机制包括 3 个过程：①壁细胞顶膜和分泌小管存在大量独立的 K^+ 和 Cl^- 通道蛋白，兴奋期 K^+ 和 Cl^- 通道同时开放，将 Cl^- 从胞质泵入分泌小管管腔；K^+ 顺电化学梯度的简单扩散进入管腔。②细胞等能量代谢导致电子沿细胞色素链中的氧化还原系统转运至氧，并产生 H^+。③游离面质膜内的 H^+-K^+-ATP 酶通过耗能过程把 H^+ 泵入分泌小管管腔，并泵回 K^+，两者交换比例为 1∶1，H^+ 和 Cl^- 结合成 HCl 并排入胃腔。当电子转移到氧时，还产生 OH^-，其产生量与 H^+ 分泌量相等。OH^- 与 CO_2（由细胞代谢产生或来自血液）在胞质内的碳酸酐酶催化下结合形成 HCO_3^-。HCO_3^- 于细胞基底面通过 Cl^-/HCO_3^- 转换载体蛋白与血液中 Cl^- 交换，Cl^- 即进入细胞，而 HCO_3^- 弥散入固有层与血液。壁细胞分泌大量 HCl 的同时，胞内离子浓度和 pH 均发生变化，而细胞侧膜和底膜存在多种离子运转载体蛋白和 H^+-K^+-ATP 酶，通过离子交换过程，保证胞内高浓度 K^+、Cl^- 和低浓度 Na^+，从而稳定内环境，保障壁细胞泌酸过程顺利进行。

二、机体整合胃酸分泌调控机制

壁细胞分泌胃酸是一个主动、耗能的过程，能量由壁细胞内的线粒体提供，H^+-K^+-ATP 酶是泌酸的最终和关键环节。食物刺激的胃酸分泌反应可分为三个时相，即头期、胃期和肠期，这些时相是同时发生的。头期，即刺激因素作用于大脑感受器而引起的胃酸分泌，一部分是由食物的外观、气味和声音刺激了视、嗅觉和听觉等感受器引起条件反射，另一部分是咀嚼和吞咽时食物刺激口腔和咽、喉等处的机械和化学感受器所引起的非条件反射。再通过迷走神经传出支节前神经元与肠神经节后神经元形成突触联系，以此刺激肠神经元释放神经递质，继而将信号传递至胃黏膜，直接作用于壁细胞或间接从 G 细胞释放促胃液素两方面来调节胃酸分泌。胃期，即刺激因素作用于胃部感受器，经以下途径引起胃酸分泌：胃体和胃窦部扩张感受器刺激迷走神经；胃腔内氨基酸、Ca^{2+} 等刺激 Ca^{2+} 敏感受体，其中苯丙氨酸和色氨酸为酸分泌和促胃液素的强刺激物；食物对胃酸起缓冲作用，升高胃内 pH。肠期，即食糜进入小肠引起酸分泌，肠期的酸分泌不是由促胃液素或迷走神经介导的，始动因素主要为扩张和蛋白质消化产物。

此外，情绪可通过中枢神经系统抑制食物中枢，影响头期的胃酸分泌。胃窦扩张通过迷走神经刺激介导的抑制性神经肽可抑制胃期的胃酸分泌。当胃腔内 pH<3 时可抑制促胃液素释放，研究证实，胃内酸度可调节生长抑素的释放，而生长抑素可直接作用于壁细胞或通过旁分泌或内分泌的作用，抑制胃酸分泌。小肠腔内脂肪可刺激小肠黏膜分泌一类肠抑胃素，包括生长抑素、抑胃肽、促胰液素和 CCK 等，可抑制肠期的胃酸分泌。

综上可知，机体可通过上述三个重要的生理过程刺激或抑制胃酸分泌，每个时期又有不同的受体与信号传导通路调节酸分泌。机体整合胃酸分泌的调控机制可分为三层面：神经调控，即长反射弧（头相迷走神经弧）和局部胃内反射弧；促胃液素及旁分泌的组胺、生长抑素；氨基酸和胺刺激促胃液素的释放和胃酸对促胃液素释放的抑制作用。总体来说，其调节包括中枢和外周两方面，其中外周调节机制涉及神经、体液、内分泌、旁分泌、自分泌和神经分泌等复杂的因素，具体介绍如下。

（一）中枢调节

1. 中枢调节胃酸分泌的神经解剖基础　从最初发现情绪或精神因素能刺激胃酸分泌，到随后确立了中枢神经系统参与胃酸分泌的概念，研究者通过电刺激或损毁中枢神经核团等消化生理学研究手段，目前已明确中枢神经系统内与胃酸分泌调节有关的主要部位是迷走神经背核、下丘脑和孤束核。

2. 中枢神经递质对胃酸分泌的调节　中枢神经递质对胃酸分泌的调节主要体现在三个方面：①经典神经递质及其类似物和拮抗剂，中枢神经系统中胆碱系统、儿茶酚胺系统、γ-氨基丁酸（GABA）系统及5-羟色胺（5-HT）系统对胃酸分泌都有重要调节作用。②前列腺素。③肽类。近10年来，随着免疫组织化学、分子生物学、细胞化学、单克隆抗体等新技术的兴起，人们越来越多地发现大量肽类同时存在于脑和胃肠道黏膜，故有关脑内肽类对胃酸分泌调节功能的研究得到越来越多的关注。脑内肽类包括中枢兴奋性调节肽和中枢抑制性调节肽，功能各有不同。

（二）外周调节

1. 壁细胞　壁细胞是泌酸的最终靶细胞，壁细胞膜上具有多种受体，各种调节因子可通过这些受体调节壁细胞的泌酸功能。①组胺H_2受体：ECL分泌的组胺通过该受体介导以旁分泌途径刺激壁细胞泌酸。②M_3胆碱受体：肠神经系统节后纤维释放的乙酰胆碱通过该受体介导以神经分泌途径刺激壁细胞泌酸。③胃泌素受体：G细胞分泌的促胃液素可能通过该受体介导以内分泌途径刺激壁细胞泌酸。④抑制性受体：壁细胞上存在生长抑素、前列腺素、内皮素等抑制性受体。

2. 肠嗜铬样细胞　ECL能合成、储存和分泌组胺，组胺释放的调节机制也十分复杂。促胃液素和乙酰胆碱分别通过ECL上的CCK-B受体和M_3胆碱受体介导刺激组胺的释放；生长抑素通过ECL上的生长抑素Ⅱ型受体介导抑制组胺的释放；组胺可通过ECL上的组胺H_3受体介导负反馈调节自分泌；垂体腺苷酸环化酶激活肽、血管活性肠肽、GABA及肾上腺素、前列腺素E_2、降钙素基因相关肽等能通过ECL上相应的受体参与调节组胺的分泌，从而间接调控壁细胞泌酸。

3. G细胞　胃窦G细胞分泌产生的胃泌素可强烈刺激胃酸

分泌。中枢或肠神经系统活动、胃窦扩张及食物化学成分（如高蛋白饮食、某些氨基酸及乙醇等）可通过乙酰胆碱、促胃液素释放肽、生长抑素及降钙素基因相关肽等调节促胃液素的释放。促胃液素作为一种局部刺激激素，一方面直接与壁细胞上的 CCK-B/胃泌素受体结合刺激泌酸，另一方面也可通过 ECL 上的 CCK-B/胃泌素受体引起组胺释放，间接刺激壁细胞分泌胃酸。

4. D 细胞 D 细胞位于胃窦和胃底黏膜中，能以旁分泌的方式释放生长抑素，作用于 G 细胞、ECL 和壁细胞上的生长抑素受体抑制胃酸的分泌，从而实现胃酸分泌的负反馈调节。乙酰胆碱、CCK、促胰液素、胰高血糖素样肽及 P 物质等可通过调节 D 细胞释放生长抑素从而影响胃酸分泌。当胃中酸度增高时，可直接刺激 D 细胞释放生长抑素，降低胃内酸度。

5. 肠神经节后纤维 胃壁内肠神经节后纤维支配壁细胞和其他泌酸相关细胞，胃内物理和化学刺激可通过局部反射促进神经递质或神经肽释放来调节泌酸功能。支配胃窦 G 细胞的神经节后纤维内包含促胃液素释放肽或者乙酰胆碱，支配 D 细胞的节后纤维包含乙酰胆碱，它们以神经分泌的方式调节胃酸分泌。当胃窦扩张时，一方面通过局部反射使节后纤维释放促胃液素释放肽和乙酰胆碱，促进 G 细胞释放促胃液素；另一方面支配 D 细胞的节后纤维释放乙酰胆碱，与 M_2 或 M_3 胆碱受体结合抑制生长抑素分泌，从而解除生长抑素对 G 细胞的紧张性抑制，促进 G 细胞释放促胃液素，进而刺激壁细胞泌酸。

支配胃底壁细胞的神经节后纤维有两种：一种可释放乙酰胆碱，与壁细胞上 M_3 胆碱受体结合，直接促进壁细胞泌酸；另一种可释放生长抑素，直接抑制壁细胞泌酸。支配 ECL 的神经节后纤维为胆碱纤维、肾上腺素纤维，它们分别通过 ECL 上的 M 胆碱受体或 β 肾上腺素受体激动 ECL 释放组胺，从而间接促进壁细胞泌酸。此外，胃底肠神经节后纤维也可能通过释放降钙素基因相关肽调节 D 细胞分泌生长抑素。

6. 体液因子　氨基酸、乙醇和肾上腺素可刺激 G 细胞分泌促胃液素，而 H^+ 浓度增加或者其他胃肠道激素如肠抑胃肽、生长抑素、促胰液素及血管活性肠肽等则可抑制 G 细胞分泌促胃液素，从而调节胃酸分泌。CCK 可通过壁细胞和 ECL 上的 CCK-B/胃泌素受体直接或间接地刺激胃酸分泌。除 H^+ 和促胃液素外，促胰液素和血管活性肠肽也可以促进 D 细胞释放生长抑素，而 P 物质能抑制 D 细胞释放生长抑素，从而间接调节胃酸分泌。

综上所述，中枢机制和外周机制相互作用，共同调节胃黏膜壁细胞的泌酸功能，以控制胃内酸度在机体适宜的水平，保证生理活动的正常进行。

参 考 文 献

[1] Bitziou E, Patel BA. Simultaneous detection of gastric acid and histamine release to unravel the regulation of acid secretion from the guinea pig stomach. Am J Physiol Gastrointest Liver Physiol, 2012, 303（3）: G396-403.

[2] Fujii T, Fujita K, Takeguchi N, et al. Function of K^+-Cl^- cotransporters in the acid secretory mechanism of gastric parietal cells. Biol Pharm Bull, 2011, 34（6）: 810-812.

[3] Hori K, Takahashi Y, Horikawa N, et al. Is the ClC-2 chloride channel involved in the Cl-secretory mechanism of gastric parietal cells? FEBS Lett, 2004, 575（1-3）: 105-108.

[4] Ojeaburu JV, Ito T, Crafa P, et al. Mechanism of acid hypersecretion post curative gastrinoma resection. Dig Dis Sci, 2011, 56（1）: 139-154.

[5] Schubert ML. Gastric secretion. Curr Opin Gastroenterol, 2003, 19（6）: 519-525.

[6] Schubert ML, Shamburek RD. Control of acid secretion. Gastroenterol Clin North Am, 1990, 19（1）: 1-25.

[7] Smolka AJ, Backert S. How Helicobacter pylori infection controls gastric acid secretion. J Gastroenterol, 2012, 47（6）: 609-618.

[8] Wang HY, Kinoshita Y, Hassan MS, et al. Developmental gene expression of gastrin receptor in rat stomach. Regul Pept, 1997, 70 (2-3): 183-189.

[9] Ding XQ, Lindström E, Håkanson R. Cholecystokinin-B/gastrin receptor blockade suppresses the activity of rat stomach ECL cells. Pharmacol Toxicol, 1997, 81 (1): 19-25.

[10] Agnihotri N, Kaur U, Dhawan V, et al. Extrahepatic portal hypertensive gastropathy in Wistar rats: modulation of acid secretion in isolated parietal cells. Dig Dis Sci, 1998, 43 (1): 56-66.

[11] Bilgin HM, Tumer C, Diken H, et al. Role of ghrelin in the regulation of gastric acid secretion involving nitrergic mechanisms in rats. Physiol Res, 2008, 57 (4): 563-568.

[12] Coruzzi G, Morini G, Adami M, et al. Role of histamine H3 receptors in the regulation of gastric functions. J Physiol Pharmacol, 2001, 52 (4 Pt 1): 539-553.

[13] Kato S, Kitamura M, Korolkiewicz RP, et al. Role of nitric oxide in regulation of gastric acid secretion in rats: effects of NO donors and NO synthase inhibitor. Br J Pharmacol, 1998, 123 (5): 839-846.

[14] Kaur S, Kaur U, Agnihotri N, et al. Modulation of acid secretion in common bile duct ligation-related gastropathy in Wistar rats. J Gastroenterol Hepatol, 2001, 16 (7): 755-762.

[15] Lu X, Zhao X, Feng J, et al. Postprandial inhibition of gastric ghrelin secretion by long-chain fatty acid through GPR120 in isolated gastric ghrelin cells and mice. Am J Physiol Gastrointest Liver Physiol, 2012, 303 (3): 367-376.

[16] Lindström E, Chen D, Norlén P, et al. Control of gastric acid secretion: the gastrin-ECL cell-parietal cell axis. Comp Biochem Physiol A Mol Integr Physiol, 2001, 128 (3): 505-514.

[17] Ding XQ, Lindström E, Håkanson R. Time-course of deactivation of rat stomach ECL cells following cholecystokinin B/gastrin receptor blockade. Br J Pharmacol, 1997, 122 (1): 1-6.

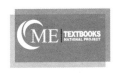

胃酸的生理和病理作用

第 2 章

李文婷　陈胜良
上海交通大学医学院附属仁济医院

一、　胃酸的生理作用

胃酸（gastric acid）指胃液中分泌的盐酸。胃酸存在两种形式：游离酸和结合酸，后者与蛋白质结合的盐酸蛋白质。其中，游离酸占绝大部分。胃分泌胃酸是持续的过程，呈昼夜变化，入睡后几小时达高峰，清晨醒来之前最低，受进食活动及进食种类影响。

胃酸在食物的消化过程中起着重要的作用：激活胃蛋白酶原，使其转变为胃蛋白酶，并为胃蛋白酶发挥作用提供适宜的酸性环境；杀灭随食物及水进入胃内的细菌；有助于分解食物中的结缔组织和肌纤维，使食物中的蛋白质变性，易于被消化；随食糜进入十二指肠后，促进十二指肠运动，引发 Oddi 括约肌开放，促进胰液、胆汁及肠液的分泌和释放，有助于小肠对铁、钙等物质的吸收；反馈性抑制胃窦部细胞分泌促胃液素，调控促胃液素相关的胃肠功能。

总之，胃酸的生理作用包括直接作用和间接作用。直接作用主要包括前文所述与消化吸收功能有关的生理作用。间接作用范围更广，尚有未知领域，目前可推测的间接作用可能具有以下几个方面：参与胃酸所及范围内的黏膜感觉的敏感性调控；食管下段、胃及十二指肠近端感受机械性和化学性刺激的神经末梢上若干受体的敏感性可能接受 pH 环境的调控。研究发现，具有这些特点的受体包括 5-羟色胺 3（5-HT$_3$）受体、瞬时受体电位香草酸亚型 1（TRPV$_1$）受体、腺苷的 A$_1$ 和 A$_{2a}$ 受体、ATP 的 P$_2$X 受体等。这些受体在 pH<5.5 的环境中敏感性增强，触发生理性的感知、调节进食等行为活动。胃酸分泌的多少，通过影响摄食行为特征、小肠内消化吸收效率等，影响远端肠道内营养物质的含量，改变远端肠道内微生态环境，维护肠道微生态相关的神经分泌、免疫及营养代谢方面的内环境稳态。

二、胃酸的病理作用

前文已述胃酸对相关生理作用的维系，包括胃酸作用范围、胃酸分泌量及节律性等。病理状态下，这些特征性改变会引发机体的不适（症状）、消化功能紊乱及胃酸对上消化道黏膜的损伤。下面按消化道的解剖部位叙述胃酸病理作用在临床上的体现。

1. 胃酸相关的食管疾病　胃食管反流病是指胃内容物反流至食管甚至咽部、口腔等引发不适及黏膜损伤的一类疾病。少数患者胃酸及胃内容物反流至口腔会引发牙齿等器官和组织的腐蚀。咽反流患者可出现咽喉部慢性炎症、声音嘶哑、声带喉室慢性炎症，甚至反流相关的哮喘、支气管炎等疾病。在这些食管外反流疾病的发病机制中，胃酸起到重要的作用，包括直接侵蚀作用及激活胃蛋白酶原引起的破坏作用。常规内镜下食管黏膜缺乏破损特征的内镜阴性胃食管反流病、反流性食管炎及 Barrett 食管是胃食管反流病的常见类型。这些与胃食管反流相关的疾病，目前首选的治疗策略就是抑制胃酸分泌的药物治疗。

2. 胃酸相关胃十二指肠疾病　胃黏膜防御胃酸反方向侵蚀的防御结构从胃腔向外分别是：黏液层（有赖于黏膜腺体的正常分泌功能）、黏膜上皮细胞层的膜面及细胞间的紧密连接、黏膜下层组织液。黏膜下层组织液对胃酸的中和作用很大程度上有赖于黏膜下层血管的功能。后者决定了黏膜下层细胞来源、化学或黏膜活性因子的来源，以及黏膜结构骨架成分的产生和功能维系。各种病因及上述防御机制受损或功能异常均会导致胃黏膜受损，引发不同程度的损伤。依照损伤的程度和类型不同，内镜检查可以观察到黏膜充血、水肿、糜烂、增生等急、慢性炎性改变，如损伤的深度突破黏膜肌层，则形成消化性溃疡。当然，在其他病因引发的胃黏膜改变过程中，胃酸也起到协同作用。另外，胃酸可以引起感觉神经末梢的敏感性增加，后者可能是酸相关症状的主要成因。胃酸对黏膜的损伤作用及影响黏膜修复功能的作用，目前已经了解的机制仍然相当有限。举例如下：①与胆汁酸的协同损伤作用。胆汁酸对胃黏膜表面的黏液具有破坏作用，即所谓的"去垢"作用，在 pH<3 的环境中，胆汁酸的去垢作用增强。②对胃蛋白酶原的激活作用。胃蛋白酶参与了消化性溃疡的形成机制，在 pH<4 的环境中激活，因此，在消化性溃疡患者发病机制中，胃酸与胃蛋白酶的破坏作用是协同的。③胃酸对纤维成分的溶解作用。众所周知，黏膜下层成纤维细胞分泌纤维素成分，集结成纤维支架是消化性溃疡愈合的首要过程，而纤维素在 pH<3 的环境中会迅速溶解，因此胃酸是影响胃黏膜修复的重要破坏因素。④胃酸破坏胃十二指肠黏膜出血后的凝血机制。消化道黏膜出血后主要依赖血管外凝血机制。首先由血小板凝集后释放凝血因子Ⅲ，然后激活凝血因子Ⅳ，启动整个血管外凝血过程。然而只有在 pH>6 的环境中，血小板才能保持结构和功能的稳定。因此，胃十二指肠黏膜出血性疾病治疗的关键是抑制胃酸，确保血小板结构和功能正常。

3. 胃酸相关的肠道疾病　除罕见的回肠末端麦克尔憩室引发的酸相关疾病外，胃酸对肠道的病理性作用，主要是因为病理状态下胃酸对近端肠道消化功能及消化吸收效率的影响，使得肠腔内（特别是远端肠道）物理、化学和生物环境的改变，引发不同性质、程度的炎症。临床上表现出肠道或腹部不适及各种类型的肠道炎性疾病。如各种原因导致的胃酸分泌增加或胃排空加快，可导致餐后十二指肠内 pH 过低，胰酶释放加快，但激活效率降低。十二指肠内的食糜得不到充分的消化与吸收，远端肠道内渗透压增加且代谢不良可引发腹鸣、腹泻。远端肠道内营养物质过剩，使得肠道菌群总量增加，极易在某些状况下触发肠道不同程度的炎症，局部的炎症可造成黏膜甚至肠壁结构损伤，影响局部甚至全部肠固有神经系统的功能紊乱，出现整个消化道的运动、分泌和感觉紊乱，从而触发或加重临床症状。另外，经门静脉系统到达肝脏的不良代谢产物、细菌不良代谢产物等，引发或加重肝损伤。反之亦然，各种原因（包括长期大剂量使用质子泵抑制药）引发胃酸分泌过低或胃排空过慢。餐后胃内容物对十二指肠黏膜的刺激减弱，胰酶分泌和排放减少，小肠内消化吸收效率减低，远端肠道内环境改变。后续机制同前文。另外，胃、结肠反射过度敏感的临床表现可能也与胃酸的作用有关。研究显示，慢性腹泻伴有餐后（常在 10 分钟内）不能控制的腹部不适和排便现象，唯一疗效显著的药物就是抑酸药。作者体会，临床上生物利用度高、作用时间持久的质子泵抑制药对于结肠敏感症状通常有较好的反应。

参 考 文 献

[1] Smith JL. The role of gastric acid in preventing food borne disease and how bacteria overcome acid conditions. J Food Prot, 2003, 66 (7): 1292-1303.

[2] Oudkerk Pool M. Review article: Gastroesophageal reflux disease-application of the concept of complete remission. Aliment Pharmacol Ther, 2007, 26 supple 2: 13-16.

[3] 房静远，萧树东. 中国慢性胃炎共识意见（2006，上海）解读. 中华消化杂志，2007, 27 (3): 182-184.

[4] Simadibrata M. Dyspepsia and gastroesophageal reflux disease (GERD): is there any correlation? Acta Medica Indones, 2009, 41 (4): 222-227.

[5] Parkman HP, Jones MP. Tests of gastric neuromuscular function. Gastroenterology, 2009, 136 (5): 1526-1543.

[6] Malfertheiner P. Gastric atrophy reversible or irreversible after Helicobacter pylori eradication-an open question. Digestion, 2011, 83 (83): 250-252.

[7] Sipponen P, Härkönen M, Alanko A, et al. Diagnosis of atrophic gastritis from a serum sample. Minerva Gastroenterol Dietol, 2003, 49 (1): 11-21.

[8] 侯晓华. 功能性消化不良的基础与临床. 现代消化及介入诊疗, 2004, 9 (1): 27-30.

[9] Drossman DA, Dumitrascu DL. Rome III: New standard for functional gastrointestinal disorders. J Gastrointestin Liver Dis, 2006, 15 (3): 237-241.

[10] Lin SR, Xu GM, Hu PJ, et al. Chinese consensus on gastroesophageal reflux disease (GERD): October 2006, Sanya, Hainan Province, China. J Dig Dis, 2007, 8 (3): 162-169.

[11] Sipponen P. Chronic gastritis in former times and now. Helicobacter, 2007, 12 Suppl 2: S16-S21.

[12] Geeraerts B, Tack J. Functional dyspepsia: past, present, and future. J Gastroenterol, 2008, 43 (4): 251-255.

[13] Sherman PM, Hassall E, Fagundes-Neto U, et al. A global, evidence-based consensus on the definition of gastroesophageal reflux disease in the pediatric population. Am J Gastroenterol, 2009, 104 (5): 1278-1295, quiz 1296.

[14] Napolitano L. Refractory peptic ulcer disease. Gastroenterol Clini North Am, 2009, 38 (2): 267-288.

[15] Malfertheiner P, Chan FK, McColl KE. Peptic ulcer disease. Lancet, 2009, 374 (9699): 1449-1461.

[16] Parsons JP, Mastronarde JG. Gastroesophageal reflux disease and asthma. Curr Opin Pulm Med, 2009, 16 (1): 60-63.

[17] Li X, Chen H, Lu H, et al. The study on the role of inflammatory cells and mediators in post-infectious functional dyspepsia. Scand J Gastroenterol, 2010, 45 (5): 573-581.

[18] Altman KW, Prufer N, Vaezi MF. The challenge of protocols for reflux disease. Otolaryngol Head Neck Surg, 2011, 145 (1): 7-14.

[19] Ranjitkar S, Smales RJ, Kaidonis JA. Oral manifestations of gastroesophageal reflux disease. J Gastroenterol Hepatol, 2012, 27 (1): 21-27.

[20] Malfertheiner P, Megraud F, O'Morain CA, et al. Management of Helicobacter pylori infection-the Maastricht IV/Florence Consensus Report. Gut, 2012, 61 (5): 646-664.

[21] Gisbert JP, Calvet X, Cosme A, et al. Long-term follow-up of 1 000 patients cured of Helicobacter pylori infection following an episode of peptic ulcer bleeding. Am J Gastroenterol, 2012, 107 (8): 1197-1204.

[22] Murakami K, Kodama M, Nakagawa Y, et al. Long-term monitoring of gastric atrophy and intestinal metaplasia after Helicobacter pylori eradication. Clin J Gastroenterol, 2012, 5 (4): 247-250.

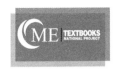

抑酸治疗的适应证及治疗达标要求

第3章

郝筱倩　山东省潍坊市中医院

陈胜良　上海交通大学医学院附属仁济医院

一、抑酸治疗的适应证

酸相关疾病是指一类与胃酸攻击作用密切相关的消化道疾病，既包括器质性疾病，也包括功能性疾病。自1988年首个质子泵抑制药（PPI）奥美拉唑上市以来，PPI抑酸治疗带来了酸相关疾病治疗史上里程碑式的突破，它们已成为酸相关疾病治疗的主要药物。随着社会发展及人类生活方式的变革，酸相关疾病谱也发生了细微的变化，与此相适应，PPI的适应证也发生着某些改变。遵循循证医学原则，结合国内外研究，笔者在本节就抑酸治疗的适应证作一综述。

（一）消化性溃疡病

消化性溃疡病（PUD）是指在胃酸及各种协同致病因子的作用下，胃酸所及范围黏膜发生的炎性反应与坏死性病变，病变可深达并突破黏膜肌层，其中以胃、十二指肠最常见。极少数病例可发生在回肠末端的麦克尔憩室。本病在世界范围均常见，我国的流行病学资料显示胃镜证实的PUD占国内胃镜检查人群的10.3%~32.6%，其中上海地区胃镜证实的PUD占胃镜检查人群的17.2%。溃疡的发生机制是防御作用与侵袭作用的失衡。其中主要的侵袭因素有胃酸、胃蛋白酶、幽门螺杆菌感染、非甾体抗炎药（NSAIDs）、心理应激、吸烟、饮食，此外还有白塞综合征、克罗恩病及嗜酸细胞性胃肠炎合并的PUD。抑酸治疗是主要针对胃酸侵袭因素的策略，同时还需处理其他致病因素，加强黏膜保护及促进黏膜修复。

2013 年《中华消化杂志》编委会组织国内专家，结合国内外文献，颁布了《消化性溃疡病诊断与治疗规范（2013 年，深圳）》，其中明确提出：抑酸治疗是缓解 PUD 症状及溃疡的最主要措施，PPI 是首选药物。抑酸药在根除幽门螺杆菌方案中发挥重要作用，选择作用稳定、疗效高、受 *CYP2C19* 基因多态性影响较小的 PPI 可提高幽门螺杆菌的根除率。PPI 是治疗 NSAIDs 溃疡的首选药物，能高效抑制胃酸分泌，显著改善患者的胃肠道症状，预防消化道出血，促进溃疡愈合。对非幽门螺杆菌感染、幽门螺杆菌根除失败及其他不明原因的复发性 PUD 的预防，建议应用 PPI 或 H_2 受体拮抗剂维持治疗。长期服用 NSAIDs，如因原发病不能停药者可更换为选择性环氧化酶 - 2（COX-2）抑制剂，同时使用 PPI，即使应用选择性 COX-2 抑制剂，仍有 1%~3% 的高危人群发生溃疡，对此类患者仍建议同时应用 PPI 维持治疗。

2015 年颁布的《应激性溃疡防治专家建议（2015 版）》中指出，应激性溃疡（SU）的预防策略中抑酸药 PPI 是预防 SU 的首选药物。推荐在原发病发生后以标准剂量 PPI 静脉滴注，每 12 小时 1 次，至少连续 3 天，当患者病情稳定可耐受肠内营养或已进食、临床症状开始好转或转入普通病房后可改为口服用药或逐渐停药；对拟实施重大手术的患者，且预计术后有并发 SU 可能者，可在手术前开始口服 PPI 或 H_2 受体拮抗剂以提高胃内 pH。

（二）胃食管反流病

在 2006 年 8 月由 18 个国 44 位专家参加的蒙特利尔会议上，基于循证医学，提出了胃食管反流病（GERD）的定义，认为 GERD 是由胃内容物反流引起不适症状和（或）并发症的一种疾病。GERD 是全球范围的常见病，在美国，症状性 GERD 患病率为 15%~20%，我国成人中症状性 GERD 患病率达 3.1%。

2013 年美国胃肠病学院颁布的 GERD 诊治指南及 2014 年由中华医学会消化病学分会组织本领域专家颁布了新的专家共识意见，提出的建议如下。PPI 是 GERD 治疗的首选药物，单剂量 PPI 治疗无效可改为双倍剂量，一种 PPI 无效可尝试使用另一种 PPI。对于合并食管裂孔疝的 GERD 患者及重度食管炎［洛杉矶分级（LA)-C 级和 LA-D 级］患者，PPI 剂量通常需要加倍。维持治疗方法包括按需治疗和长期治疗。非糜烂性胃食管反流病（NERD）及轻度食管炎（LA-A 级和 LA-B 级）患者可采用按需治疗，PPI 为首选药物；PPI 停药后复发、重度食管炎（LA-C级和 LA-D 级）患者通常需要 PPI 长疗程维持治疗。

有关 GERD 并发症的处理，国内缺乏相关研究，国外研究指出，合并食管狭窄的患者经扩张后需 PPI 维持治疗，以改善吞咽困难，减少再扩张需要。英国 Barrett 食管诊断及处理指南（2014）指出，抑酸药可用于控制症状，PPI 是最好选择（A 级建议），但不能用于预防。对于出现如不明原因的哮喘、慢性咳嗽和喉炎等食管外表现患者，若有典型的反流症状，则可进行 PPI 试验。

儿童 GERD 的发生率也明显增加，2015 年 1 月 BMJ 发表的英国国家卫生与临床优化研究机构（NICE）最新的儿童 GERD 诊治指南中提出：婴幼儿和儿童的明显 GERD 如为孤立症状可以不使用抑酸药。对于无法清楚描述症状的患儿（如婴幼儿和年龄较小的儿童，神经功能障碍所致交流、沟通困难的患儿），出现明显的 GRED 症状且合并以下一项或多项情况时，可考虑给予 4 周的 PPI 或 H_2 受体拮抗剂治疗：无法解释的喂养困难（如拒食、恶心、窒息）、易激惹、生长发育迟缓。儿童和青少年出现持续烧心、胸骨后疼痛或上腹痛时可考虑使用 4 周的 PPI 治疗。

使用 PPI 或 H_2 受体拮抗剂治疗达 4 周时评估疗效，若出现症状无缓解或停药后复发情况可考虑进一步专家评估或内镜检查。选择 PPI 还是 H_2 受体拮抗剂，需考虑药物适用年龄及父母（或看护人员）、儿童、青少年的喜好，当地治疗所花费用。经内镜确诊的婴幼儿、儿童或青少年反流性食管炎可使用 PPI 或 H_2 受体拮抗剂治疗。

国内缺乏妊娠期 GERD 应用的有效数据，但国外在 H_2 受体拮抗剂法莫替丁和尼扎替丁的动物实验中未发现明显致畸性，PPI 中兰索拉唑、雷贝拉唑、泮托拉唑及埃索美拉唑均为 B 级妊娠用药，奥美拉唑为 C 级。国外报道指出，妊娠期 GERD 首选钙相关抗酸药，若无效，再选择 PPI 或 H_2 受体拮抗剂。

（三）上消化道出血

2015 年 10 月欧洲胃肠内镜学会（ESGE）发布了一版全面的非静脉曲张性上消化道出血（UGIH）管理指南，该指南发表在 *Endoscopy* 上。在急性 UGIH 患者等待上消化道内镜检查时，ESGE 建议开始大剂量静脉推注 PPI，继以连续注射。对于接受内镜下止血的患者和粘着血凝块没有接受内镜下止血的患者来说，ESGE 仍推荐 PPI 治疗，且应该是先大剂量静脉推注，继以连续注射，内镜检查后维持 72 小时。

2013 年国内的《消化性溃疡病诊断与治疗规范（2013 年，深圳）》也提到：PUD 合并活动性出血的首选治疗方法是胃镜下止血，同时使用大剂量 PPI 可有效预防再出血，减少外科手术率与病死率。胃镜治疗联合大剂量静脉使用 PPI，可显著降低再出血率与外科手术率。PPI 通过抑制胃酸分泌，提高胃内 pH，降低胃蛋白酶活性，减少对血凝块的消化作用，提高血小板的凝集率，从而有助于巩固胃镜治疗的止血效果。

内镜黏膜切除术（EMR）和内镜黏膜下剥离术（ESD）治疗术后常见并发症为出血，2014 年我国有关内镜诊治共识意见中指出，对于晚期迟发性出血，由于溃疡面基底已纤维化，推荐使用黏膜下注射药物止血，术后使用止血药物和足量的 PPI。

（四）功能性胃肠病

功能性消化不良是指一组表现为上腹部疼痛或烧灼感、餐后上腹饱胀和早饱感的症候群。罗马Ⅲ标准根据功能性消化不良患者主要症状特点及其与症状相关的病理生理学机制，以及症状模式分为两种亚型：餐后不适综合征和上腹痛综合征。罗马Ⅲ标准还指出抑酸药适用于非进餐相关的消化不良中以上腹痛、烧灼感为主要症状者。

功能性食管病可行试验性 PPI 治疗，特别当合并典型的反流症状时；功能性烧心中有些患者对很少量的酸或 pH>4 的酸性液体敏感，应考虑强化抑酸治疗。

（五）胃炎

2012 年由中华医学会消化病学分会主办，上海交通大学医学院附属仁济医院、上海市消化疾病研究所承办的全国慢性胃炎诊治共识会议上，通过了中国慢性胃炎共识意见。该共识意见指出：有胃黏膜糜烂和（或）以反酸、上腹痛等症状为主者，可根据病情和症状严重程度选用抗酸药、H_2 受体拮抗剂、PPI，抑酸药作用短暂，包括兰索拉唑、泮托拉唑、奥美拉唑、埃索美拉唑和雷贝拉唑等在内的 PPI 抑酸作用强而持久，经济且不良反应较少。

抑酸药还有利于对抗及预防治疗其他疾病药物引起的急性胃炎，例如 NSAIDs、糖皮质激素、化疗药物、抗结核药物、抗凝药、免疫抑制剂、骨伤药及中药等。

（六）胃泌素瘤

2014 年中华医学会外科学分会胰腺外科学组制订了《胰腺神经内分泌肿瘤治疗指南（2014）》，该指南指出胃泌素瘤是常见的功能性胰腺神经内分泌肿瘤，多见于十二指肠或胰腺，可引起消化性溃疡甚至合并出血及腹泻，PPI 能显著改善症状。

（七）胰腺外分泌功能不全相关疾病

2015 年《中国急性胰腺炎多学科（MDT）诊治共识意见

（草案）》中指出，在急性胰腺炎治疗中，PPI 或 H_2 受体拮抗剂可通过抑制胃酸分泌间接抑制胰腺分泌，还可以预防应激性溃疡的发生。可选用埃索美拉唑 40 mg、泮托拉唑 40 mg 或兰索拉唑 30 mg 间隔 12 小时静脉滴注。

2013 年经内科、外科和营养科等多学科专家共同讨论提出《中国胰腺外分泌功能不全诊治规范（草案）》指出，PEI 的病因有慢性胰腺炎、急性胰腺炎、胃切除术后、肠切除术后、胰腺切除术后、囊性纤维化、胰腺癌、乳糜泻和糖尿病等，并明确提出抑酸药可提供更有利于维系十二指肠内消化酶的高效率环境、改善脂肪吸收，因此，对于足量的胰酶替代治疗（PERT）后持续存在 PEI 症状的患者，可考虑联合 PPI 等抑酸药。

（八）慢性肝、胆疾病

研究报道，PPI 除了预防门静脉高压性胃病时胃出血，它们还具有抗氧化、抗纤维化、抗炎作用，以及调节生长因子、促胃液素、前列腺素等的分泌，间接减少肝细胞坏死，促进肝再生作用，对肝硬化的治疗也有获益，然而其中一些具体机制尚未阐明。

慢性胆囊炎及胆石症可出现胆源性消化不良，补充消化酶治疗可改善症状，而消化酶替代治疗需抑酸药适当控制消化道的 pH。

（九）其他疾病

研究发现，PPI 对多种人恶性肿瘤细胞株具有化疗增敏作用，并能选择性地诱导癌细胞凋亡，对正常细胞则无显著影响。PPI 对裸小鼠的癌性恶病质有显著改善作用，能抑制肿瘤坏死因子（TNF）-α、白介素（IL）-6 的产生。

研究表明，器官移植受者在移植后第 1 年发生胃肠疾病影响其 5 年生存率。Sarkio 等报道了 1788 例患者心脏移植后，近 40% 的患者发生消化道并发症，因此，器官移植后常规应用 PPI，如泮托拉唑、奥美拉唑等药物抑制胃酸分泌，保护胃黏膜已成为移植外科医师的共识。

　　上消化道出血是慢性肾衰竭的常见并发症，可出现呕血、黑便等，严重者可致大出血，病死率较高，消化道出血可加重慢性肾衰竭，在消化道出血的同时行血液透析肝素化又可导致出血加重，此类患者的治疗较困难。引起慢性肾衰竭患者上消化道出血的主要原因是胃、十二指肠浅表黏膜病变，其次是消化性溃疡。PPI 提高胃内 pH，能够有效地预防消化系统溃疡和出血等并发症。

　　其他与十二指肠内消化酶活性或消化效率降低有关的胃肠道疾病，如远端胃大部切除术后、胃排空不适当加快、远端肠道微生物过度生长、慢性腹泻等，应用抑酸效果稳定的 PPI，理论上有助于维持十二指肠 pH 环境，适应胰酶激活的环境，从而改善小肠内消化酶的活性及工作效率，改善消化吸收，减少远端肠道未被吸收的营养物质总量，减少微生物含量，优化肠道微生态，对远端肠道炎症相关的器质性或功能性疾病的疗效改善有益。

二、抑酸治疗的达标要求

　　酸相关疾病的抑酸治疗并非只是按适应证简单选用 PPI 或 H₂受体拮抗剂就"一蹴而就"的。临床上往往遇到不能"药到病除"的尴尬，诸如：PUD 愈合质量差和复发，上消化道出血止血困难及再出血，GERD 反复发作等。尽管与这类疾病的病因及诱因多样性有关，但抑酸治疗是否合理、足量、足疗程，胃内酸碱度是否在用药后达到了一个理想状态也是至关重要的。本节内容结合目前国内外文献报道，将酸相关疾病抑酸治疗的达标要求总结如下。

（一）抑酸药对 pH 的作用

　　目前改善胃内 pH 的抑酸药主要有 PPI 和 H₂受体拮抗剂，胃内 pH 与这两种药物应用之间的关系如何？循证医学的证据显示，PPI 常规剂量如奥美拉唑 20 mg、兰索拉唑 30 mg、泮托拉唑 40 mg、雷贝拉唑 20 mg、埃索美拉唑 20 mg，早上 1 次服用，可使胃内 pH>3 的时间每天达到 18 小时，pH>4 的时间每天达到 14 小时，pH>5 的时间每天达到 10 小时。H_2 受体拮抗剂常规剂量，如西咪替丁 800 mg、雷尼替丁 300 mg、法莫替丁 40 mg，夜间 1 次或分 2 次服用，可使胃内 pH>3 的时间每天达到 10 小时，pH>4 的时间每天达到 6 小时，pH>5 的时间每天达到 4 小时。PPI 夜间 1 次服用，仅能维持胃内 pH>3 的时间每天达到 9 小时，疗效较差，与 H^+-K^+-ATP 酶活化程度日间与夜间不同有关，尽量避免晚上给药。

（二）各种酸相关疾病的达标要求

1. **消化性溃疡病**　前文已述，PUD 的黏膜破坏已突破黏膜肌层，纤维组织在黏膜下形成网状结构是溃疡愈合的首要条件。纤维成分由成纤维细胞泌出后在 pH<3 的环境中迅速溶解。故十二指肠溃疡（DU）最佳抑酸水平为 pH>3 每天达到 18 小时以上，pH 低于该水平，愈合率显著下降，高于该水平，疗效显著增加。pH 控制时间是关键，连续 4 周每天胃液 pH>3 维持 16~18 小时能加速 DU 的愈合，如果 pH>4 维持 17~18 小时，预期愈合率达到 100%。而胃液 pH>3 的时间小于每天的 25%，则愈合效果不佳。国内外共识推荐常规剂量 PPI 每天 1 次或 H_2 受体拮抗剂每天 2 次。

2. **胃食管反流病**　GERD 最佳抑酸水平是 pH>4 的时间每天在 18 小时以上。食管下段黏膜分泌的黏液以及上皮细胞的紧密连接是防御胃内容物侵蚀的两道防御屏障。除胃酸外，胃蛋白酶作用是该处防御屏障遭破坏的主要病因。胃蛋白酶原激活的最适 pH<4。因此，反流性食管炎愈合的最重要条件，即抑酸治疗的达标要求是食管下段 pH>4 的时间每天在 18 小时以上。相关指南推荐常规剂量 PPI，每天 2 次，以期达标。

内镜阴性的胃食管反流病（NERD）的主要治疗靶标是食管

的酸敏感症状。研究显示，食管感觉神经末梢上介导感受物理和化学刺激的受体通常有 5-羟色胺（5-HT）3 受体、ATP 的 P_2X 受体、腺苷的 A_1/A_{2a} 受体、瞬时受体电位香草酸亚型 1（$TRPV_1$）受体等，这些受体在 pH<5.5 的环境中敏感性增加。因此，以消除 NERD 症状为目的的抑酸治疗，需要满足食管症状敏感部位的 pH>5.5 的时间每天在 18 小时以上。

夜间酸突破（NAB）是指夜间胃内 pH<4 的时间超过 1 小时，发生在午夜至凌晨 6:00 之间，NAB 可见于正常人群及酸相关性疾病，尤其多见于服用 PPI 每天 2 次治疗的患者可以在夜间出现泌酸高峰现象。NAB 的发生原因不明，既往研究表明与胃酸昼夜分泌机制不同、食管体部酸清除能力降低、PPI 生物利用度和药物代谢特点有关。NAB 的治疗可在服用 PPI 的同时，睡前加用 H_2 受体拮抗剂。Peghini 等观察到，睡前服用雷尼替丁 150 mg 或 300 mg 控制 NAB 的效果优于奥美拉唑 20 mg。

3. 上消化道出血 生理状态下，出血后的止血机制主要依靠血管外凝血机制，即首先是血小板的凝集，凝集的血小板在激化过程中释放凝血因子Ⅲ，然后凝血因子Ⅲ与血浆中的 Ca^{2+}、凝血因子Ⅶ形成复合物进而激活凝血因子Ⅹ，从而启动血管外凝血过程。血小板的稳定性受 pH 的影响。在 pH<6 的环境中，血小板迅速溶解，血管外凝血机制不能启动。故 PUD 出血的抑酸水平是 pH>6 的时间每天达到 20 小时以上。以奥美拉唑为例，治疗上消化道出血的常规用法为 40 mg，每 12 小时 1 次或每 8 小时 1 次，而根据该药的药代动力学/药效动力学特点，首剂 80 mg 静脉推注后，以 8 mg/h 维持，持续输注 72 小时，可以升高并维持胃内 pH>6 的时间达 20 小时。国内外多版指南及共识推荐大剂量 PPI 方案，给药方案为"80 mg+8 mg/h"，即首次大剂量 PPI 80 mg 静脉推注，后 8 mg/h 连续输注 72 小时。目前，供静脉大剂量使用的 PPI 有兰索拉唑、泮托拉唑、奥美拉唑和埃索美拉唑。文献报道口服制剂同样能够使 PUD 的抑酸要求达标，对于轻型病例也可以选用口服方法。

4. 根除幽门螺杆菌 根除幽门螺杆菌最佳抑酸水平是 pH>5 的时间每天达到 18 小时以上，因为胃内 pH 的提高减小抗生素的最低抑菌浓度（MIC），增加其敏感性。幽门螺杆菌在不同 pH 条件下对抗生素的 MIC 90 有明显不同。研究显示，当 pH 为 5.5 时，四环素的 MIC 90 为 0.5 mg/L，当 pH 升高至 6.0~7.5 时，四环素的 MIC 90 降至 (0.25~0.12) mg/L。同样，克拉霉素的 MIC 90 在 pH 为 5.5 时为 0.25 mg/L，pH 为 7.5 时降至 0.03 mg/L；阿莫西林的 MIC 90 在 pH 为 5.5 时为 0.5 mg/L，pH 为 7.5 时为 0.06 mg/L。因此，有学者提出，为了保证理想的根除率，根除幽门螺杆菌治疗时胃内的 pH 至少应在 5 以上，每天保持至少 18 小时。H_2 受体拮抗剂及其他类型的抑酸药均无法达到上述要求，而奥美拉唑 20 mg/d 能使胃内 pH>5.5 的时间每天达 14 小时，40 mg/d 时胃内 pH>5.5 的时间每天延长至 16 小时，是保持根除幽门螺杆菌方案有效性的重要药物。兰索拉唑和泮托拉唑生物利用率高，对胃内 pH 的控制较好。另有文献报道，由于侧链有 F 元素的加入，兰索拉唑对生物膜的通透性更佳，甚至有细菌聚集现象，理论上推测将其加入根除幽门螺杆菌方案有望取得更佳的疗效。指南推荐，常规剂量 PPI，每天 2 次。根据新的根除方案，联合抗生素应用 10~14 天。

5. 功能性胃肠病 由于功能性消化不良发病机制不明确，病因复杂，虽与酸有一定关系，但抑酸治疗仅对部分病例有效，最佳抑酸水平尚难确定。有建议参照 DU 的 pH>3 的标准，但抑酸时间放宽到 12 小时，是否合适，尚待今后临床继续摸索，总结经验。灵活应用抑酸药，在心理应激、饮食、环境、温度等因素发生改变时，按需口服短效 PPI 或 H_2 受体拮抗剂可改善酸相关症状、提高消化效率，改善腹泻、便秘及腹胀等症状。推荐方案：半剂量 PPI、H_2 受体拮抗剂或其他抗酸药。

6. 胃炎 胆汁反流性胃炎及糜烂性胃炎抑酸药的应用一般

为每天 2 次，幽门螺杆菌相关胃炎以根除幽门螺杆菌方案中抑酸药的应用为标准。

7. 胃泌素瘤　胃泌素瘤又称佐林格-埃利森综合征，多发于胰腺或十二指肠，由胃泌素肿瘤引起，显著特征为高促胃液素血症、高酸分泌和消化性溃疡。传统观念认为佐林格-埃利森综合征的治疗方法应行全胃切除术，处理大量促胃液素作用的靶器官。随着医学技术的发展、诊疗手段的进步，内科治疗因其痛苦小的特点也逐渐为越来越多的患者所接受。内科治疗的机制概括为：①抑酸药主要起到中和胃酸的作用，可减轻症状、缓解腹泻，缺点是往往需要的剂量较大且禁忌药中含钙。②H_2受体拮抗剂主要阻断壁细胞受体，使促胃液素失去活性，从而达到治疗的效果，这类药物临床应用广泛但并非对所有患者都有效，剂量也因人而异。埃索美拉唑是 S 型异构体 PPI，是奥美拉唑的左旋光异构体，作用机制主要是通过抑制胃壁细胞中的H^+-K^+-ATP 酶阻断胃酸分泌的过程。埃索美拉唑能较好地促进溃疡愈合，生物利用度比较高、半衰期长、作用持久、首过效应小、疗效迅速、作用持久稳定。埃索美拉唑是第二代 PPI，与第一代 PPI 奥美拉唑类似，均具有耐受性良好和不良反应较少的优点。

8. 胰腺外分泌功能不全相关疾病　2015 年《中国急性胰腺炎多学科（MDT）诊治共识意见（草案）》中指出，急性胰腺炎治疗中 PPI 或 H_2 受体拮抗剂通过抑制胃酸分泌而间接抑制胰腺分泌，还可以预防 SU 的发生。可选用埃索美拉唑 40 mg、泮托拉唑 40 mg 或兰索拉唑 30 mg 间隔 12 小时静脉滴注。

9. 胰腺炎、慢性肝胆疾病　在治疗急性胰腺炎、肝硬化、胆囊炎过程中，急性病程早期的抑酸治疗可改善胰源性、肝源性以及胆源性消化不良症状，一般根据病情给予常规剂量的 PPI，每天 1 次或每天 2 次治疗。对于慢性消化酶效率降低的疾病状态，PPI 应用的目标是维系十二指肠内消化酶的激活环境，即餐后小肠近端的 pH 维持在 7～10 的水平，故解离常数大、生物利用率高的 PPI（如兰索拉唑等）较为有优势。

10. 其他情况　风湿性疾病、自身免疫性疾病、结缔组织病等需长期服用糖皮质激素或 NSAIDs 患者，为预防激素的消化道不良反应，多联合口服 PPI。某些心血管病患者长期服用抗凝药、抗血小板药，为减少消化道出血风险，多联合使用 PPI，上述患者病程长，某些患者甚至需终身服药，根据是否合并酸相关疾病来评估合并出血的风险，可应用常规剂量 PPI，每天 1 次或每天 2 次。

参 考 文 献

［1］中华消化杂志编委会. 消化性溃疡病诊断与治疗规范（2013 年，深圳）. 中华消化杂志，2014，34（2）：73-76.

［2］柏愚，李延青，任旭，等. 应激性溃疡防治专家建议（2015 版）. 中华医学杂志，2015，95（20）：1555-1557.

［3］刘文忠. 2013 年美国胃肠病学院胃食管反流病诊断和处理指南解读. 胃肠病学，2013，18（4）：193-199.

［4］Gralnek IM, Dumonceau JM, Kuipers EJ, et al. Diagnosis and management of nonvariceal upper gastrointestinal hemorrhage：European Society of Gastrointestinal Endoscopy（ESGE）Guideline. Endoscopy，2015，47（10）：a1-46.

［5］中华医学会消化内镜学分会，中国抗癌协会肿瘤内镜专业委员会. 中国早期胃癌筛查及内镜诊治共识意见（2014 年，长沙）. 中华消化杂志，2014，34（7）：433-448.

［6］中华医学会外科学分会胰腺外科学组. 胰腺神经内分泌肿瘤治疗指南（2014）. 中国实用外科杂志，2014，34（12）：1117-1119.

［7］中国医师协会胰腺病学专业委员会. 中国急性胰腺炎多学科（MDT）诊治共识意见（草案）. 中华胰腺病杂志，2015，15（4）：217-224.

［8］《中华胰腺病杂志》编委会. 中国胰腺外分泌功能不全诊治规范（草案）. 中华胰腺病杂志，2013，13（1）：45-48.

［9］中华医学会消化病学分会，房静远，刘文忠. 中国慢性胃炎共识意见

（2012 年，上海）. 中华消化杂志，2013，33（1）：5-16.

[10] Luciani F，Spada M，De Milito A，et al. Effect of proton pump inhibitor pretreatment on resistance of solid tumors to cytotoxic drugs. J Natl Cancer Inst，2004，96（22）：1702-1713.

[11] Yeo M，Kim DK，Kim YB，et al. Selective induction of apoptosis with proton pump inhibitor in gastric cancer cells. Clin Cancer Res，2004，10（24）：8687-8696.

[12] Miura M，Kagaya H，Satoh S，et al. Influence of drug transporters and UGT polymorphisms on pharmacokinetics of phenolic glucuronide metabolite of mycophenolic acid in Japanese renal transplant recipients. Ther Drug Monit，2008，30（5）：559-564.

[13] European Mycophenolate Mofetil Cooperative Study Group. Placebo-controlled study of mycophenolate mofetil combined with cyclosporin and corticosteroids for prevention of acute rejection. Lancet，1995，345（8961）：1321-1325.

[14] Cattaneo D，Perico N，Gaspari F，et al. Glucocorticoids interfere with mycophenolate mofetil bioavailability in kidney transplantation. Kidney Int，2002，62（3）：1060-1067.

[15] Wasse H，Gillen DL，Ball AM，et al. Risk factors for upper gastrointestinal bleeding among end stage renal disease patients. Kidney Int，2003，64（10）：1455-1461.

[16] 《中华内科杂志》编委会，《中华消化杂志》编委会，《中华消化内镜杂志》编委会. 急性非静脉曲张性上消化道出血诊治指南（2009，杭州）. 中国消化杂志，2009，29（10）：682-686.

[17] 中国医师协会急诊医师分会. 急性上消化道出血急诊诊治专家共识. 中国急救医学，2010，30（4）：289-293.

[18] Laine L，Jensen DM. Management of patients with ulcer bleeding. Am J Gastroenterol，2012，107（3）：345-360.

[19] Tsoi KK，Hirai HW，Sung JJ. Meta-analysis：comparison of oral vs. intravenous proton pump inhibitors in patients with peptic ulcer bleeding. Aliment Pharmacol Ther，2013，38（7）：721-728.

[20] Reimer C. Safety of long-term PPI therapy. Best Pract Res Clin

Gastroenterol, 2013, 27 (3): 443-454.

[21] Barletta JF, El-Ibiary SY, Davis LE, et al. Proton pump inhibitors and the risk for hospital-acquired clostridium difficile infection. Mayo Clin Proc, 2013, 88 (10): 1085-1090.

[22] Florentin M, Elisaf MS. Proton pump inhibitor-induced hypomagnesemia: A new challenge. World J Nephrol, 2012, 1 (6): 151-154.

[23] el-Omar EM, Penman ID, Ardill JE, et al. Helicobacter pylori infection and abnormalities of acid secretion in patients with duodenal ulcer disease. Gastroenterol, 1995, 109 (3): 681-691.

[24] Sachs G, Shin JM, Munson K, et al. Review article: the control of gastric acid and Helicobacter pylori eradication. Aliment Pharmacol Ther, 2000, 14 (11): 1383-1401.

[25] Jones DB, Howden CW, Bourget DW, et al. Acid suppression in duodenal ulcer: a meta-analysis to define optimal dosing with antisceretory drugs. Gut, 1987, 28 (9): 1120-1127.

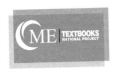

胃食管反流病的质子泵抑制药治疗要点

黄美兰　陈胜良

第 4 章

上海交通大学医学院附属仁济医院

胃食管反流病（GERD）是一种慢性、发病率高，上消化道内镜下表现多样的疾病。人口学调查显示，美国成人每月或每周至少发生 1 次 GERD 相关症状（烧心和反酸）的比例为 44% 和 20%。目前 GERD 主要分为三大类：糜烂性反流性食管炎（EE/RE）、非糜烂性胃食管反流病（NERD）、Barrett 食管（BE）。三种疾病症状表现不一，抗酸治疗反应不同，发生食管腺癌的风险也不同。GERD 患者抗酸治疗的主要目的是有效缓解 GERD 相关症状、阻止症状复发、愈合糜烂性食管炎及预防并发症、改善患者健康相关生活质量。

一、糜烂性反流性食管炎的 PPI 治疗要点

糜烂性胃食管反流病，即糜烂性反流性食管炎，是一种临床常见的疾病，是 GERD 的一种表型。对流行病学研究的系统性回顾显示，西方国家 GERD 患者中反流性食管炎为 10% ~ 25%，亚洲及非洲国家中为 5% ~ 17%。糜烂性反流性食管炎患者疾病的严重程度与食管内胃酸暴露的程度和时间密切相关，换言之，即绝对依赖于胃酸作用，故治疗糜烂性反流性食管炎的基本因素即需要提高胃内 pH，要求胃内 pH>3.5。GERD 患者（包括糜烂性反流性食管炎）的治疗依赖抑酸治疗，包括生活方式改善（如睡觉时抬高床头、调整进食量及进食构架）及药物

治疗，用药种类主要为质子泵抑制药（PPI）和 H_2 受体拮抗剂（H_2RA）。PPI 是一种抑制胃酸分泌的药物，是治疗糜烂性反流性食管炎的关键用药。缓解反流相关症状及症状长期得到控制是糜烂性反流性食管炎患者主要的治疗目标。抑酸药治疗糜烂性反流性食管炎的效果主要取决于其 24 小时的抑酸强度、抑酸维持时间及维持用药的周期。与 H_2RA 相比，PPI 无论是在控制酸相关症状方面还是在内镜下修复食管损伤黏膜方面都更具优势。一项对前瞻性研究的 Meta 分析显示，接受 PPI 初始治疗 8 周及后续维持治疗 1 年的糜烂性反流性食管炎患者，内镜下食管黏膜炎症缓解率分别为 75%~94% 和 87%。

尽管药物、内镜、外科学发展至今，治疗糜烂性反流性食管炎仍存在无法突破的瓶颈。每天 1 次的 PPI 治疗方案对于严重的糜烂性反流性食管炎患者［洛杉矶分级（LA）C、D 级］，食管黏膜的治愈率较低。目前对一些非典型反流性食管炎症状和有食管外表现［如非心源性胸痛（NCCP）、慢性咳嗽、声音嘶哑、咽喉异物感及梗阻感］的 GERD 患者，PPI 治疗效果不尽人意。临床试验显示，多数 PPI 在有 GERD 相关性的咽部、喉部及肺部症状的患者中疗效并不优于安慰剂。另外，一些难治性反流性食管炎的夜间和餐后烧心、PPI 维持治疗、按需或间隔治疗疗程、减肥术后反流性食管炎治疗等都是胃食管反流病包括糜烂性反流性食管炎在内的治疗难点。

老年 GERD 患者发生重度糜烂性反流性食管炎（LA-C 级、LA-D 级）的比例为 15%~37%。严重的糜烂性反流性食管炎又是 GERD 治疗中的难点之一，因为其对 PPI 治疗反应低、食管黏膜愈合率低、症状复发率高，即使在维持治疗中使用初始大剂量 PPI 时亦是如此。糜烂性反流性食管炎患者标准剂量 PPI 治疗 8 周后，4%~15% 的患者食管黏膜炎症不能完全消失，重度糜烂性反流性食管炎较轻度糜烂性反流性食管炎，PPI 治疗失败率高。糜烂性反流性食管炎患者接受标准剂量 PPI 治疗后，症状缓解率较食管炎症的愈合率低 10%~15%。换言之，即使糜烂性反流性食管炎患者接受标准剂量 PPI 治疗后，其食管黏膜炎症彻底缓解但患者临床烧心和反酸症状仍明显。另有研究显示，即使维持治疗中仍接受初始大剂量 PPI 治疗 6 个月，治疗期间轻中度糜烂性反流性食管炎中 15%~23%、重度糜烂性反流性食管炎中 24%~41% 的患者症状仍可能复发。Higuchi 等的一项研究糜烂性反流性食管炎患者平均维持治疗 1.1 年，重度糜烂性反流性食管炎患者食管炎症愈合率仅为 42%，轻度糜烂性反流性食管炎（LA-A 级）患者为 71%，PPI 治疗重度糜烂性反流性食管炎的疗效显著低于轻度糜烂性反流性食管炎。Labenz 等的研究提示，即使糜烂性反流性食管炎患者维持治疗期间仍服用起始剂量的 PPI，患者维持治疗期的复发率仍高。6 个月维持治疗期间，每天 1 次 PPI 剂量下 LA-A、LA-B 级患者复发率分别为 10% 和 29%，LA-C、LA-D 级患者复发率为 16% 和 41%。无论使用何种 PPI 或服用何种剂量，LA-D 级的糜烂性反流性食管炎患者愈合率和维持缓解率均最低。在食管黏膜破损处修复及症状缓解后，一部分（通常为 LA-B~LA-D 级）糜烂性反流性食管炎患者需要 PPI 长期维持治疗。糜烂性反流性食管炎患者停止维持治疗后，6 个月内的复发率高达 90%。即使初始治疗后，糜烂性反流性食管炎患者食管黏膜炎症消失，1 年内症状复发的比例为 83.6%。这两项相对较早期发表的研究数据使临床医师意识到糜烂性反流性食管炎治疗的艰巨性，更令人棘手的是一小部分糜烂性反流性食管炎患者在服用 PPI 治疗期间出现食管黏膜炎症复发。

　　长期 PPI 治疗可能存在一定的药物不良反应，如微量元素的缺乏、社区获得性肺炎发生率增加、钙质流失、肿瘤发生等，虽然目前暂无明确定论，但是这仍给临床医师警示，即对长期使用 PPI 治疗糜烂性反流性食管炎的部分患者中出现的一些不良反应做出及时预估和适当干预。

最后需要提出的是，目前研究认为，部分 PPI 可能存在抑制氯吡格雷生物转化成其活性代谢产物的作用，可导致氯吡格雷治疗效应显著降低，最终心肌梗死再发风险增加。无论心血管病患者合并何种 GERD 亚型，在治疗时临床医师都需适当选择 PPI 种类，避免因药物间的相互作用而发生严重心血管事件。

总之，PPI 抑酸治疗是反流性食管炎的首选，也是最重要的治疗策略。反流性食管炎的治疗目标是食管黏膜愈合及反流相关的症状。本节强调反流性食管炎的黏膜愈合是 PPI 治疗的要点。首先，愈合反流性食管炎的 PPI 治疗达标要求是满足食管下段 pH>4 的时间每天达 18 小时以上。有关指南推荐初始疗程为 8 周，以后按需要服药。其次，GERD 按需治疗的策略，按照服药的频率分三类：按天计算，需要服用几天；按周实施服药治疗，需要连续服用一至数周；按月实施，需要服用 1~2 个月。对于并发反流症状的反流性食管炎，一般采取以症状为主的按需治疗，即服药几天。对于症状不明显的患者，一般采用按周或按月服用的策略。反流性食管炎越重服药时间越长。具体时间要求尚需大样本的多中心对照研究明确。需要指出的是，PPI治疗不能代替内镜随访，内镜随访的目的除了观察和监控反流性食管炎愈合情况外，还可以排查和处置反流性食管炎以外的疾病。同时需要注意预防和处置长期大剂量使用 PPI 引发的安全性问题。至于 PPI 种类的选择，根据达标要求，初治阶段选择抑酸作用强且持久的 PPI。

二、非糜烂性胃食管反流病的 PPI 治疗要点

NERD 也称内镜阴性胃食管反流病，是一组异质性疾病，主要表现为胃食管反流症状，包括烧心、反流或两种症状皆有，但缺乏内镜下可视的食管黏膜损伤表现。临床 GERD 就诊者中 NERD 占大部分，最近的流行病学研究显示，近 70% 的 GERD 为 NERD。有学者根据有无食管黏膜微小改变又将 NERD 分成两

类，但目前认为这种分类效益比不高。NERD 在女性、年轻人、体型偏瘦的人群中更为多见，且有无食管裂孔疝对其症状影响大。与 NERD 相关的胃酸反流与患者生活质量关系密切，也与烧心的严重程度密切相关。为改善这些患者的生活质量，能够快速缓解症状、减轻临床症状及减少反复发作次数的抑酸药显得尤为关键。PPI 就是一类抑酸药，通过抑制 H^+-K^+-ATP 酶交换达到抑制胃酸分泌的作用。由于其抑酸效果显著，被广泛运用于产酸过多的胃食管疾病的治疗中，包括胃食管反流病、胃炎、胃十二指肠溃疡等。但 PPI 的确切疗效、安全性及影响因素评估等暂无定论，在 NERD 方面更是如此。

几篇 Meta 分析探讨 PPI 治疗 NERD 的疗效及影响因素，但部分结果所纳入的文献数据无随机对照试验（RCT），评估质量略欠缺。PPI 在 NERD 治疗中的临床安全性评估也不充分。但近期有一项较全面的 Meta 分析纳入了 17 项设计合理的 RCT，对 PPI 治疗 NERD 的疗效、安全性及影响因素都做了系统及全面评估。结果显示，PPI 在治疗 NERD 时的疗效及安全性明显优于 H_2RA。进餐后胃泌素刺激肠嗜铬细胞释放组胺，后者与组胺 H_2 受体结合，导致 H^+-K^+-ATP 酶释放胃酸。相较 H_2RA 针对三个 H_2 受体中的一个，PPI 可直接作用于 H^+-K^+-ATP 酶，故 PPI 较 H_2RA 的抑酸作用更强大。无论其在用药周期或用药剂量方面，PPI 治疗 NERD 的作用皆优于 H_2RA；短期使用 PPI 治疗时安全性亦优于安慰剂。PPI 治疗可缓解 51.4% 的 NERD 临床症状，约 50% 的 NERD 患者仍对 PPI 治疗反应一般，其疗效同时受有无食管裂孔疝影响。PPI 可缓解 50% 以上糜烂性反流性食管炎的相关症状，与之相比，PPI 对 NERD 的疗效较为可观。一般而言，大剂量、长疗程、新型 PPI 对 NERD 的疗效更佳，但 Meta 分析未能得出类似的结论。也有一些针对回顾性研究的 meta 分析显示，PPI 对 NERD 患者缓解症状的疗效约占用药人群的 36.7%，显著低于糜烂性反流性食管炎患者的 55.5%，这些研究结果显示，PPI 治疗 NERD 的疗效可能并不乐观，这可能与 NERD 患者的个体异质性有关。

PPI 治疗 NERD 时可出现约 21%的不良反应，而且受食管裂孔疝及饮酒因素影响。食管裂孔疝影响 PPI 治疗 NERD 时的不良反应的可能原因如下：食管裂孔疝可导致反流，刺激食管和咽喉内可导致恶心的受体引起相关不良反应。由此可见，使用 PPI 并非没有缺点，PPI 本身存在的主要不良反应有：头痛、腹泻、便秘、恶心及皮疹。长期使用 PPI 可导致胃酸分泌消失、生长抑素释放减少，导致肠嗜铬细胞增生和高胃泌素血症。

研究对部分 PPI 治疗无效的 NERD 患者进行高分辨率测压及 24 小时阻抗-pH 监测后发现，他们的体质量指数（BMI）更低，伴随功能性消化不良症状更多，存在 I 型胃食管交界处（EGJ）形态者更多，食管动力紊乱发生率更高，阴性症状指数（SI）比例更高。这都提示 PPI 常规用药无效的这部分患者存在着一系列胃酸作用之外的因素参与疾病症状的发作，并非是抑酸药本身抑酸效果欠佳所致。也有研究认为，在 PPI 治疗 NERD 前进行胃食管反流病症状频率量表（FSSG）评估，其分值高低可预测 PPI 治疗效果。因此，条件允许的医疗单位在对 NERD 患者使用 PPI 治疗前，进行 FSSG 评估对患者 PPI 治疗疗效的预估可能有帮助。NERD 患者在 PPI 维持治疗期间，上消化道症状较糜烂性反流性食管炎患者更严重，其中一部分接受 PPI 治疗的 NERD 患者有意愿更换 PPI 治疗，但这种意愿与他们上消化道症状的严重性无显著关系。NERD 患者占 GERD 人群的绝大部分比例，但 NERD 对 PPI 的治疗反应低于糜烂性反流性食管炎患者。因此，NERD 患者对 PPI 治疗缺乏满意的疗效也是 GERD 治疗中的一大难点。NERD 对 PPI 治疗后的疗效反应存在时间滞后现象。通过问卷调查，PPI 治疗后 NERD 患者最早的症状缓解时间为用药后的第 2 天，10~13 天后症状可稳定改善。主要的原因在于大部分（87%）NERD 患者存在食管高敏感状态，大多数 NERD 患者食管内胃酸暴露程度只是轻度，因而这部分 NERD 患者接受 PPI 等抑酸药的治疗效果欠理想。综合分析，已存在的这些情况对治疗提出挑战，为 NERD 患者找到全面、适合及安全、有效的治疗方案，也是除对 PPI 这一 NERD 治疗的重要"武器"精准把握之外，仍需继续探索其他有潜力的治疗手段。

总之，PPI 抑酸治疗是消除 NERD 症状的首选，也是最重要的治疗策略。NERD 的治疗目标是消除和缓解反流症状，改善患者的生活质量。PPI 治疗达标要求是满足食管症状部位 pH>5.5 的时间每天达 18 小时以上。有关指南推荐初始疗程为 4 周，以后按需要服药。对于 PPI 初始疗效不理想的患者，宜选用抑酸作用强、不受肝酶代谢类型影响的 PPI。按前文所述，必要时加用 H_2RA，有望改善疗效。其次，NERD 按需治疗的策略，采取以症状为依赖的按需治疗，即服药几天。对于难以消除的食管源性症状，除优化 PPI 治疗方案外，应尽量明确诊断，分析病因，确定症状背后的主要病理生理环节非常重要。

三、Barrett 食管的 PPI 治疗要点

BE 是远端食管黏膜在食管内胃酸的慢性刺激下，原本的鳞状上皮被化生的含球状细胞的柱状上皮所代替后的一种疾病。BE 患者食管黏膜的肠上皮化生及伴随的胃食管反流症状使其罹患进展期食管腺癌（EAC）的风险增加，目前预估年发病率为 0.5%。阻止 BE 向 EAC 演变的关键点首先聚焦在抑酸治疗上，与此同时是密切随访、尽早发现食管癌及早处理。尽管如此，西方国家 EAC 的发病率仍有逐年增加的趋势。

由于食管下端黏膜受胃酸暴露是 BE 诱发及 BE 向 EAC 发展的一个重要因素，酸性物质食管内暴露可促进 BE 的肠化生上皮内 COX-2 表达增加、激活蛋白激酶 C 及丝裂原激活蛋白激酶通路，导致其产生活性氧致脱氧核糖核酸（DNA）损伤加重、细

胞异型增生、凋亡减少。PPI 在减少食管内胃酸暴露、缓解反流症状、愈合食管炎及减少黏膜增生方面皆有效，还可阻止食管上皮细胞分泌及释放促癌因子，这一作用并不依赖其抑酸效应。故通过 PPI 或小部分人群使用 H_2RA 抑酸是治疗 BE 的主要方式，但对 BE 患者分别使用 PPI 及 H_2RA 治疗 2 年后发现，接受 H_2RA 治疗的患者其食管黏膜上皮细胞的增生活性增加，而 PPI 治疗组无此变化。

　　由于缺乏长期的前瞻性临床研究数据，目前指南未强烈推荐在 BE 患者中使用抑酸药。因 PPI 的长期使用有可能导致继发性高胃泌素血症，后者会诱发黏膜增生及扩大肠化范围。因此，为证明 BE 患者延长 PPI 使用时间是合理的，需要一系列科学证据来证实 PPI 可真正预防新生物发生。有部分观察性研究在胃酸抑制剂对食管新生物发生的抑制作用方面作了分析，但无法得到确切结论，究其原因在于患者样本量小或临床数据获取不全。Kastelein 等的一项大规模前瞻性观察性研究认为，使用 PPI 可显著降低 BE 患者发生食管新生物的风险，且在 PPI 使用时间较久及服药依从性好的患者中作用更显著，而 H_2RA 无此作用。但 PPI 不能完全阻止食管新生物的发生，这是因为约 20% 的患者在使用 PPI 时仍存在食管内病理性的胃酸反流，后者可导致食管黏膜增生。长段 BE 和食管炎是食管新生物产生的关键，因此，愈合食管炎及逆转 BE 是临床治疗的主要终点。使用 PPI 可降低食管炎的发生率，但不影响 BE 的食管病变长度，PPI 无法逆转 BE。

　　与 BE 的研究结果不同，有研究认为，在普通人群及其他胃食管反流病患者中 PPI 使用与 EAC 的发生率上升相关。但这些结果可能是受 PPI 使用适应证不当所致，因此，EAC 的发生风险与应用 PPI 的潜在适应证相关而非 PPI 使用本身。BE 患者肠化生的上皮内经常看到特定细胞周期蛋白，如 p21、p16、细胞周期蛋白 D1、细胞周期蛋白 E 表达异常。研究发现，PPI 治疗可使这些异常表达的细胞周期蛋白恢复至正常的表达水平。食管内胃酸反流可导致食管黏膜上皮细胞产生促炎性因子，如白介素（IL）-8，导致炎症及细胞增生。反流性食管炎的小鼠实验发现，IL-8 表达增加的小鼠其食管易发生糜烂性食管炎。PPI 的作用不但抑制胃酸产生及抗反流作用，而且抑制促炎因子产生，从而预防 BE 发展为食管肿瘤的作用。

如前所述，尽管 PPI 抑酸作用明显，但仍有大量胃食管反流病患者在接受每天 1 次的 PPI 时有异常胃酸反流。在 PPI 治疗下存在 BE 的 GERD 患者与无 BE 的此类患者相比，24 小时 pH 监测数据显示前者更易出现抗酸治疗效果不佳、酸反流持续存在的状况，提示这类患者抗反流的机制显著异常。

前面阐述较多的为 BE 使用 PPI 可降低食管癌风险，也有一定研究数据加以佐证。但 PPI 也可引起血清促胃液素水平异常而增加致癌风险。促胃液素是在进餐或其他刺激因素作用下由胃窦 G 细胞释放，导致胃体和胃底壁细胞泌酸。这类酸性物质可刺激胃窦 D 细胞释放生长抑素，后者可抑制胃窦 G 细胞进一步释放促胃液素，这是一条负反馈环路。当 PPI 抑制胃酸分泌后，这条负反馈环路被打破，导致血清胃泌素水平增加，促胃液素是一种生长激素，可导致 BE 的肠化生上皮异常增生。另外缺乏胃酸，可致胃内细菌定植。这些细菌可分离胆汁酸，后者在中性 pH 环境下可破坏食管黏膜上皮。胃内的初级胆汁酸可转化为有毒的次级胆汁酸，例如脱氧胆酸可破坏 BE 黏膜上皮细胞的 DNA 双链结构。此外，胃内细菌也可以将食物中的硝酸盐类物质转化成具有致癌作用的 N-亚硝酸盐复合物。在 BE 腺癌细胞株中的研究发现，氧胆酸激活 Janus 激酶（JAK2）触发信号转导与转录激活因子 3（STAT3）信号通路，导致异常增生及多种抗凋亡蛋白水平增加。另外，胃泌素可激活缩胆囊素（CCK）2 受体，后者亦导致 BE 肠化生上皮异常增生及凋亡下降。一项回顾性研究分析服用 PPI 不伴肠化生上皮细胞异型增生的 BE 患者、服用 PPI 伴低级上皮内瘤变的 BE 患者、服用 PPI 伴高级上皮内瘤变或腺癌的 BE 患者的促胃液素水平，结果发现服用 PPI 伴高级上皮内瘤变的 BE 患者中促胃液素水平最高。

一项前瞻性随机研究在 BE 患者中使用低剂量和高剂量 PPI 治疗，观察促胃液素水平及食管肠化生上皮增生变化。2 年的随访时间内，研究者多次监测血清促胃液素水平及测定 BE 肠化生黏膜长度。结果显示，该研究的受试者血清促胃液素水平显著上升，两组间 BE 肠化生的黏膜长度并无显著差异。推测 PPI 导致 BE 患者血清促胃液素水平上升可能在这部分患者群中的临床意义不大。英国的一项大数据研究显示，因食管疾病，如 GERD、BE 患者使用 PPI 和 H_2RA 治疗，食管腺癌的发生率显著增加；而因胃十二指肠疾病，如消化性溃疡等使用这类药物发生腺癌的风险并无变化。因此长期使用 PPI 后的致癌风险可能与患者所患疾病本身而非药物因素关系更大。

有些研究报道，在部分长期使用 PPI 治疗的 BE 患者中，食管黏膜的肠化生可有一定逆转，但目前没有研究提出部分逆转 BE 的肠化生黏膜是降低食管新生物发生率的有效标志。尽管许多研究认为 PPI 治疗可显著降低 BE 患者食管新生物的发生风险，但也有大样本研究发现了 BE 患者长期服用 PPI 出现促癌变作用。对于使用 PPI 后到底对食管新生物发生起到阻碍作用还是促进作用，目前亟需一些大规模前瞻性随机对照研究针对 PPI 与 Barrett 食管肿瘤发生之间的相互作用作更具说服性的评判。BE 患者使用 PPI 治疗，确实缓解了部分患者 BE 相关的临床症状及愈合食管炎的作用。

总之，关于 Barrett 食管的诊断，目前尚无严格意义上被公认的标准。越来越多的专家同意诊断 Barrett 食管的标准应该包括三点：有胃食管反流的症状或证据；有超范围的柱状上皮，即柱状上皮的最高点至胃食管连接处的距离超过 3 cm，或高于齿状线平均高度 1 cm 以上；超范围的柱状上皮中常规组织病理检查能够发现肠上皮化生。判断 Barrett 食管的风险以及是否处置的要点包括：有明显或较严重的反流症状，Barrett 食管上皮中有较明显或较重的炎症，有不良化生或不典型增生。目前循证医学的证据显示，PPI 治疗是 Barrett 食管药物治疗的首选策略，PPI 治疗有利的观点证据仍占绝对的优势。对于伴有胃食管反流症状的 Barrett 食管，提倡以症状为参考的按需治疗。症状不明显的 Barrett 食管患者，提倡以周或月计算的按需治疗。同样，应强调内镜随访的重要性及注意预防和处置长期大剂量使用 PPI 的安全性问题。

参 考 文 献

[1] Dickman R, Maradey-Romero C, Gingold-Belfer R, et al. Unmet needs in the treatment of gastroesophageal reflux disease. J Neurogastroenterol Motil, 2015, 21（3）：309-319.

[2] Higuchi K, Joh T, Nakada K, et al. Is proton pump inhibitor therapy for reflux esophagitis sufficient? a large real-world survey of Japanese patients. Intern Med, 2013, 52（13）：1447-1454.

[3] Kim N, Lee SW, Cho SI, et al. The prevalence of and risk factors for erosive oesophagitis and non-erosive reflux disease：a nationwide multicentre prospective study in Korea. Aliment Pharmacol Ther, 2008, 27（2）：173-185.

[4] Dekel R, Morse C, Fass R. The role of proton pump inhibitors in gastro-oesophageal reflux disease. Drugs, 2004, 64（3）：277-295.

[5] Coron E, Hatlebakk JG, Galmiche JP. Medical therapy of gastroesophageal reflux disease. Curr Opin Gastroenterol, 2007, 23（4）：434-439.

[6] Caro JJ, Salas M, Ward A. Healing and relapse rates in gastroesophageal reflux disease treated with the newer proton-pump inhibitors lansoprazole, rabeprazole, and pantoprazole compared with omeprazole, ranitidine, and placebo：evidence from randomized clinical trials. Clin Ther, 2001, 23（7）：998-1017.

[7] Johnson DA, Fennerty MB. Heartburn severity underestimates erosive esophagitis severity in elderly patients with gastroesophageal reflux disease. Gastroenterology, 2004, 126 (3): 660-664.

[8] Lien HC, Chang CS, Yeh HZ, et al. Increasing prevalence of erosive esophagitis among Taiwanese aged 40 years and above: a comparison between two time periods. J Clin Gastroenterol, 2009, 43 (10): 926-932.

[9] Fass R, Sifrim D. Management of heart burn not responding to proton pump inhibitors. Gut, 2009, 58 (2): 295-309.

[10] Fass R. Healing erosive esophagitis with a proton pump inhibitor: the more the merrier? Am J Gastroenterol, 107 (4): 531-533.

[11] Hershcovici T, Fass R. Pharmacological management of GERD: where does it stand now? Trends Pharmacol Sci, 2011, 32 (4): 258-264.

[12] Labenz J, Armstrong D, Lauritsen K, et al. Esomeprazole 20 mg vs. pantoprazole 20 mg for maintenance therapy of healed erosive oesophagitis: results from the EXPO study. Aliment Pharmacol Ther, 2005, 22 (9): 803-811.

[13] Carlsson R, Dent J, Watts R, et al. Gastroesophageal reflux disease in primary care: an international study of different treatment strategies with omeprazole. International GORD Study Group. Eur J Gastroenterol Hepatol, 1998, 10 (2): 119-124.

[14] Chiba N, De Gara CJ, Wilkinson JM, et al. Speed of healing and symptom relief in grade II to IV gastroesophageal reflux disease: a meta-analysis. Gastroenterology, 1997, 112 (6): 1798-1810.

[15] Wang C, Hunt RH. Precise role of acid in non-erosive reflux disease. Digestion, 2008, 78 Suppl 1: S31-S41.

[16] Minatsuki C, Yamamichi N, Shimamoto T, et al. Background factors of reflux esophagitis and non-erosive reflux disease: a cross-sectional study of 10 837 subjects in Japan. PLoS One, 2013, 8 (7): e69891.

[17] Hershcovici T, Fass R. Nonerosive reflux disease (NERD) -an update. J Neurogastroenterol Motil, 2010, 16 (1): 8-21.

[18] Gabbard SL, Fass R, Maradey-Romero C, et al. Identifying minimal changes in nonerosive reflux disease: is the pay worth the labor? J Clin

Gastroenterol, 2016, 50 (1): 11-16.

[19] Moayyedi P, Hunt R, Armstrong D, et al. The impact of intensifying acid suppression on sleep disturbance related to gastroesophageal reflux disease in primary care. Aliment Pharmacol Ther, 2013, 37 (7): 730-737.

[20] Shida H, Sakai Y, Hamada H, et al. The daily response for proton pump inhibitor treatment in Japanese reflux esophagitis and non-erosive reflux disease. J Clin Biochem Nutr, 2013, 52 (1): 76-81.

[21] Galmiche JP, Bruley des Varannes S. Endoluminal therapies for gastroesophageal reflux disease. Lancet, 2003, 361 (9363): 1119-1121.

[22] Mancini V, Ribolsi M, Gentile M, et al. Oesophageal mucosal intercellular space diameter and reflux pattern in childhood erosive and non-erosive reflux disease. Dig Liver Dis, 2012, 44 (12): 981-987.

[23] Fock KM, Talley N, Hunt R, et al. Report of the Asia-Pacific consensus on the management of gastroesophageal reflux disease. J Gastroenterol Hepatol, 2004, 19 (4): 357-367.

[24] Bytzer P, van Zanten SV, Mattsson H, et al. Partial symptom-response to proton pump inhibitors in patients with non-erosive reflux disease or reflux oesophagitis-a post hoc analysis of 5 796 patients. Aliment Pharmacol Ther, 2012, 36 (7): 635-643.

[25] Wilhelm SM, Rjater RG, Kale-Pradhan PB. Perils and pitfalls of long-term effects of proton pump inhibitors. Expert Rev Clin Pharmacol, 2013, 6 (4): 443-451.

[26] Fujiwara Y, Takahashi S, Arakawa T, et al. A 2008 questionnaire-based survey of gastroesophageal reflux disease and related diseases by physicians in East Asian countries. Digestion, 2009, 80 (2): 119-128.

[27] Takeuchi T, Umegaki E, Takeuchi N, et al. Strategies for peptic ulcer healing after 1 week proton pump inhibitor-based triple Helicobacter pylori eradication therapy in Japanese patients: differences of gastric ulcers and duodenal ulcers. J Clin Biochem Nutr, 2012, 51 (3): 189-195.

[28] Scarpignato C. Poor effectiveness of proton pump inhibitors in non-erosive reflux disease: the truth in the end! Neurogastroenterol Motil, 2012, 24 (8): 697-704.

[29] Woodland P, Sifrim D. Management of gastroesophageal reflux disease symptoms that do not respond to proton pump inhibitors. Curr Opin Gastroenterol, 2013, 29 (4): 431-436.

[30] Weijenborg PW, Cremonini F, Smout AJ, et al. PPI therapy is equally effective in well-defined non-erosive reflux disease and in reflux esophagitis: a meta-analysis. Neurogastroenterol Motil, 2012, 24 (8): 747-57, e350.

[31] Hiyama T, Matsuo K, Urabe Y, et al. Meta-analysis used to identify factors associated with the effectiveness of proton pump inhibitors against non-erosive reflux disease. J Gastroenterol Hepatol, 2009, 24 (8): 1326-1332.

[32] Zhang JX, Ji MY, Song J, et al. Proton pump inhibitor for non-erosive reflux disease: a meta-analysis. World J Gastroenterol, 2013, 19 (45): 8408-8419.

[33] Dean BB, Gano AD Jr, Knight K, et al. Effectiveness of proton pump inhibitors in nonerosive reflux disease. Clin Gastroenterol Hepatol, 2004, 2 (8): 656-664.

[34] Chubineh S, Birk J. Proton pump inhibitors: the good, the bad, and the unwanted. South Med J, 2012, 105 (11): 613-618.

[35] Shi Y, Tan N, Zhang N, et al. Predictors of proton pump inhibitor failure in non-erosive reflux disease: a study with impedance-pH monitoring and high-resolution manometry. Neurogastroenterol Motil, 2016, 28 (5): 674-679.

[36] Nagahara A, Miwa H, Asaoka D, et al. Pretreatment prediction of symptom response to proton pump inhibitor therapy. J Gastroenterol Hepatol, 2015, 30 Suppl 1: S25-S30.

[37] Kusano M, Hosaka H, Kawamura O, et al. More severe upper gastrointestinal symptoms associated with non-erosive reflux disease than with erosive gastroesophageal reflux disease during maintenance proton pump inhibitor therapy. J Gastroenterol, 2015, 50 (3): 298-304.

[38] Falk GW. Barrett's esophagus. Gastroenterology, 2002, 122 (6): 1569-1591.

［39］de Jonge PJ, van Blankenstein M, Looman CW, et al. Risk of malignant progression in patients with Barrett's oesophagus: a Dutch nationwide cohort study. Gut, 2010, 59 (8): 1030-1036.

［40］Sikkema M, de Jonge PJ, Steyerberg EW, et al. Risk of esophageal adenocarcinoma and mortality in patients with Barrett's esophagus: a systematic review and meta-analysis. Clin Gastroenterol Hepatol, 2010, 8 (3): 235-244.

［41］Brown LM, Devesa SS, Chow WH. Incidence of adenocarcinoma of the esophagus among white Americans by sex, stage, and age. J Natl Cancer Inst, 2008, 100 (16): 1184-1187.

［42］Peters FT, Ganesh S, Kuipers EJ, et al. Effect of elimination of acid reflux on epithelial cell proliferative activity of Barrett's esophagus. Scand J Gastroenterol, 2000, 35 (12): 1238-1244.

［43］American Gastroenterological Association, Spechler SJ, Sharma P, et al. American Gastroenterological Association medical position statement on the management of Barrett's esophagus. Gastroenterology, 2011, 140 (3): 1084-1091.

［44］Playford RJ. New British Society of Gastroenterology (BSG) guidelines for the diagnosis and management of Barrett's oesophagus. Gut, 2006, 55 (4): 442.

［45］Sampliner RE, Practice Parameters Committee of the American College of Gastroenterology. Updated guidelines for the diagnosis, surveillance, and therapy of Barrett's esophagus. Am J Gastroenterol, 2002, 97 (8): 1888-1895.

［46］Kastelein F, Spaander MC, Biermann K, et al. Role of acid suppression in the development and progression of dysplasia in patients with Barrett's esophagus. Dig Dis, 2011, 29 (5): 499-506.

［47］Kastelein F, Spaander MC, Steyerberg EW, et al. Proton pump inhibitors reduce the risk of neoplastic progression in patients with Barrett's esophagus. Clin Gastroenterol Hepatol, 2013, 11 (4): 382-388.

［48］Spechler SJ, Lee E, Ahnen D, et al. Long-term outcome of medical and surgical therapies for gastroesophageal reflux disease: follow-up of a randomized controlled trial. JAMA, 2001, 285 (18): 2331-2338.

[49] Garcia Rodriguez LA, Lagergren J, Lindblad M. Gastric acid suppression and risk of oesophageal and gastric adenocarcinoma: a nested case control study in the UK. Gut, 2006, 55 (11): 1538-1544.

[50] Nason KS, Wichienkuer PP, Awais O, et al. Gastroesophageal reflux disease symptom severity, proton pump inhibitor use, and esophageal carcinogenesis. Arch Surg, 2011, 146 (7): 851-858.

[51] Umansky M, Yasui W, Hallak A, et al. Proton pump inhibitors reduce cell cycle abnormalities in Barrett's esophagus. Oncogene, 2001, 20 (55): 7987-7991.

[52] Souza RF, Huo X, Mittal V, et al. Gastroesophageal reflux might cause esophagitis through a cytokine-mediated mechanism rather than caustic acid injury. Gastroenterology, 2009, 137 (5): 1776-1784.

[53] Gerson LB, Boparai V, Ullah N, et al. Oesophageal and gastric pH profiles in patients with gastroesophageal reflux disease and Barrett's oesophagus treated with proton pump inhibitors. Aliment Pharmacol Ther, 2004, 20 (6): 637-643.

[54] Theisen J, Nehra D, Citron D, et al. Suppression of gastric acid secretion in patients with gastroesophageal reflux disease results in gastric bacterial overgrowth and deconjugation of bile acids. J Gastrointest Surg, 2000, 4 (1): 50-54.

[55] Williams C, McColl KE. Review article: proton pump inhibitors and bacterial overgrowth. Aliment Pharmacol Ther, 2006, 23 (1): 3-10.

[56] Beales IL, Ogunwobi OO. Glycine-extended gastrin inhibits apoptosis in Barrett's oesophageal and oesophageal adenocarcinoma cells through JAK2/STAT3 activation. J Mol Endocrinol, 2009, 42 (4): 305-318.

[57] Ogunwobi OO, Beales IL. Glycine-extended gastrin stimulates proliferation via JAK2-and Akt-dependent NF-kappa B activation in Barrett's oesophageal adenocarcinoma cells. Mol Cell Endocrinol, 2008, 296 (1-2): 94-102.

[58] Harris JC, Clarke PA, Awan A, et al. An antiapoptotic role for gastrin and the gastrin/CCK2 receptor in Barrett's esophagus. Cancer Res, 2004,

64 (6): 1915-1919.

[59] Haigh CR, Attwood SE, Thompson DG, et al. Gastrin induces proliferation in Barrett's metaplasia through activation of the CCK_2 receptor. Gastroenterology, 2003, 124 (3): 615-625.

[60] Wang JS, Varro A, Lightdale CJ, et al. Elevated serum gastrin is associated with a history of advanced neoplasia in Barrett's esophagus. Am J Gastroenterol, 2010, 105 (5): 1039-1045.

[61] Obszynska JA, Atherfold PA, Nanji M, et al. Long-term proton pump induced hypergastrinaemia does induce lineage-specific restitution but not clonal expansion in benign Barrett's oesophagus in vivo. Gut, 2010, 59 (2): 156-163.

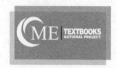

消化性溃疡的质子泵抑制药治疗要点

第 5 章

赵　丽　陈胜良
上海交通大学医学院附属仁济医院

一、消化性溃疡质子泵抑制药治疗要点

随着现代科学技术的进步，人们社会工作压力的增加，生活节奏的加快及饮食结构的调整，消化性溃疡的发病率仍居高不下，据估计 10%的人一生中得过消化性溃疡。消化性溃疡主要指发生在胃和十二指肠的溃疡，是消化系统的常见疾病。在正常生理情况下，由于胃、十二指肠黏膜具有黏液碳酸氢盐屏障、黏膜屏障、前列腺素、表皮生长因子、细胞更新等自身防御修复因素，胃、十二指肠黏膜可以抵御高浓度胃酸、胃蛋白酶、药物、微生物、胆盐、乙醇等有害物质侵袭。当胃、十二指肠黏膜的侵袭因素增强，自身防御修复因素减弱时，容易发生消化性溃疡。治疗消化性溃疡的目的是缓解症状、促进溃疡愈合、预防并发症、预防复发。20 世纪 80 年代质子泵抑制药（PPI）的应用，开创了消化性溃疡治疗的新时代。

"无酸无溃疡"的理论至今仍然具有临床治疗学的指导意义。酸暴露和消化性溃疡的愈合和再发有密切的关系。前文已述，在治疗消化性溃疡时，需要把胃内的 pH 提高到相应的水平并且持续一定的时间，可加速溃疡愈合、减轻临床症状、提高临床疗效。消化性溃疡最理想的治疗是治疗达标，要求为治疗期间溃疡黏膜局部的 pH>3 的时间为 18~20 小时。PPI 是一类弱碱性的苯并咪唑类化合物，为脂溶性弱碱类药物，易浓集于酸性环境中，在体内转变为次磺酰胺活性形式，迅速作用于胃黏膜壁细胞分泌胃酸的最后步骤质子泵，即壁细胞内的 H^+-K^+-ATP 酶，导致其不可逆失活，从而抑制基础胃酸的分泌及组胺、进食等多种刺激引起的酸分泌，抑酸作用远远强于任何其他类型的抑酸药，是治疗消化性溃疡的首选药物。

PPI 对壁细胞胞质中的静息质子泵无作用，只对活化的质子泵发挥作用，因而在活化的质子泵比例较高时，PPI 的抑酸作用强，反之则弱。食物刺激可使储备的质子泵（静息质子泵）激活成为活化的质子泵，这一过程若与 PPI 的吸收峰相平行，则抑酸作用最佳。由于 PPI 半衰期较短，服用时间过早等质子泵激活时大部分 PPI 已经消除，服用过晚则等质子泵激活时药物未充分吸收，不能有效抑制已激活的质子泵，均导致疗效不佳。因此，服用 PPI 的最佳时机为餐前 30 分钟。由于壁细胞内质子泵的数量在长时间空腹以后达到一天中的最大值，因此推荐早餐前给药，可以达到最好的抑酸效果。此外，PPI 遇胃酸不稳定，口服制剂都为肠溶胶囊或肠溶片，服用时应整粒或整片吞服，不能嚼碎或压碎，避免破坏肠溶包衣膜，导致药物在胃内释放并降解。

目前临床上常用的 PPI 种类有：奥美拉唑（omeprazole，1987 年上市）和艾司奥美拉唑（esomeprazole，2000 年 9 月上市）、兰索拉唑（lansoprazole，1992 年上市）和右兰索拉唑 [（R）-lansoprazole，2009 年 1 月上市]、泮托拉唑（pantoprazole，1994 年上市）、雷贝拉唑（rabeprazole，1998 年上市）。各种 PPI 抑酸作用均较强。因代谢特点以及药物结构不同，临床适用证略有差异。奥美拉唑是一种单烷氧基吡啶化合物，与质子泵有两个结合部位，可选择性、非竞争性地抑制壁细胞膜中的质子泵。艾司奥美拉唑首过效应较奥美拉唑小，生物利用度升高。兰索拉唑与奥美拉唑一样同属苯并咪唑类，但兰索拉唑因在吡啶环 4 位侧链导入氟（F_3），因有三氟乙氧基取代甲基，其生物利用度较奥美拉唑提高 30%，可作用于质子泵的三个部位，亲脂性较强，可迅速透过壁细胞膜转变为次磺酸和次磺酰衍生物而发挥作用。右兰索拉唑是兰索拉唑的对映体，又被称为右旋兰索拉唑，美国食品药品管理局（FDA）于 2009 年 1 月 30 日批准右兰索拉唑上市。此次上市剂型是缓释胶囊，内置两层肠溶包衣单位，可使药物在给药后 1~2 小时和 4~5 小时后分别出现两个血药浓度峰值，作用时间超过兰索拉唑，且右兰索拉唑的给药时间不受食物和用餐时间的影响。Ⅲ期临床试验显示，该药能为在日间或夜间伴烧心症状的胃食管反流病患者提供长达24 小时的抑酸作用和持续的症状缓解效果。泮托拉唑为合成的二烷氧基吡啶化合物，在吡啶环 4 位上去甲基并与硫酸盐结合，在壁细胞小管中转化为嗜硫的环化次硫酰胺，与膜表面的质子泵酶第 5、6 节段的半胱氨酸作用，形成复合物使酶失活。其生物利用度是奥美拉唑的 7 倍，对壁细胞的选择性更专一。泮托拉唑在肝内代谢，但不与细胞色素 P450 相互作用，因此，它不影响其他药物在肝内的代谢。雷贝拉唑是一个部分可逆的质子泵抑制药，在酸性的胃壁细胞内被活化，不同于其他 PPI 有特异性的细胞色素 P450 同工酶效应，与其他药物的相互作用较小。根据患者的病情，正确合理地选择 PPI 种类、剂量、频次、疗程对提高消化性溃疡的疗效至关重要。

前文述及 PPI 治疗消化性溃疡的达标要求是使胃内 pH>3 的时间每天达 18 小时以上，临床上需根据具体的病情确定抑酸的治疗需求，调整用药的种类和剂量以提高胃内的 pH 或通过分次用药增加 PPI 和质子泵结合的概率，延长抑酸时间，提高抑酸效果。应注意影响 PPI 临床疗效的决定因素是抑酸持续时间而不是瞬间抑酸强度。增加给药频次的效果优于增加给药剂量的效果。但临床上应根据具体情况进行决策，制订个体化的治疗方案。十二指肠溃疡疗程为 4~6 周，胃溃疡疗程为 6~8 周。

PPI 主要经过肝细胞色素 P450（CYP450）酶系中的

CYP2C19 和 CYP3A4 代谢。CYP2C19 存在基因多态性：强代谢型（EM）和弱代谢型（PM）。其中强代谢型的代谢作用强，药物在体内代谢快，影响疗效。弱代谢型的代谢作用弱，药物在体内代谢慢，虽然不影响药物疗效，但是易引起药物蓄积导致不良反应。接受标准剂量 PPI 治疗时强代谢型因 PPI 代谢快，个体不易达到有效血药浓度而导致治疗失败。目前常用的 PPI 中，奥美拉唑依赖 CYP2C19 进行代谢和清除，受 *CYP2C19* 基因多态性影响最大；兰索拉唑由 CYP3A4 代谢为砜和亚硫酸化合物，由 CYP2C19 代谢为羟基化合物；泮托拉唑虽然部分通过 CYP2C19 和 CYP3A4 代谢，但对酶的亲和力不高，且存在 II 相代谢途径，肝酶对其影响较小；雷贝拉唑主要经过非酶途径代谢，极少通过 CYP2C19 及 CYP3A4 代谢，故基因多态性对该药影响较小，对各种基因型都能提供稳定、相同的抑酸效果；埃索美拉唑是奥美拉唑的左旋异构体，是单一的 S 型光学异构体，更多地通过 CYP3A4 途径代谢，对 CYP2C19 药酶的依赖性减少，且埃索美拉唑在肝的首关效应小，清除率低，血药浓度较高，具有较好的抑酸效果；*CYP2C19* 基因多态性可通过影响 PPI 代谢强度及血药浓度从而影响其治疗消化性溃疡的疗效。临床上可通过对消化性溃疡患者早期检测基因型或选择受 CYP2C19 影响小的 PPI 种类，制订个体化治疗方案，指导临床合理化用药。

　　随着对消化性溃疡发病机制认识的更新，对消化性溃疡的治疗已从单纯抑酸治疗转向以抗幽门螺杆菌为基础的治疗。幽门螺杆菌感染是消化性溃疡的主要病因，90% 以上的十二指肠溃疡和 70% 以上的胃溃疡患者受到幽门螺杆菌感染。临床研究表明，根除幽门螺杆菌可缩短溃疡愈合时间，提高溃疡愈合率，显著降低溃疡并发症发生率及防止复发。根除幽门螺杆菌可使大多数幽门螺杆菌相关消化性溃疡完全达到治疗的目的。因此国际和国内指南均明确推荐幽门螺杆菌相关消化性溃疡应该根除幽门螺杆菌。虽然单独使用 PPI 不能根除幽门螺杆菌，但是由于 PPI 具有强烈的抑酸作用，并可提高抗生素与铋剂对幽门螺杆菌的杀菌作用，目前推荐以 PPI 为基础的抗幽门螺杆菌方案。抗幽门螺杆菌治疗结束后，仍继续应用 PPI 至疗程结束。

PPI 在治疗消化性溃疡中发挥着重要的作用，应重视 PPI 的规范、合理应用，由于每例患者情况都有所差异，如何针对患者个体化选择 PPI 从而使患者真正获益更为重要。

二、根除幽门螺杆菌方案的 PPI 治疗选择

自 20 世纪 80 年代澳大利亚学者 Warren 与 Marshal 从人胃黏膜中培养出幽门螺杆菌，并发现幽门螺杆菌是消化性溃疡的主要致病因素以来，全球学者开始重视幽门螺杆菌致病机制及抗幽门螺杆菌治疗的研究。幽门螺杆菌感染是全球范围性疾病，流行病学调查发现自然人群中幽门螺杆菌的感染率为 50%，发展中国家感染率高，为 50%~80%，发达国家相对较低，为 25%~50%，我国幽门螺杆菌感染率为 4%~80%，属于幽门螺杆菌高感染率国家。众多研究表明，幽门螺杆菌感染是慢性胃炎、消化性溃疡的重要致病因素，也与胃癌、胃黏膜相关淋巴瘤的发生、发展密切相关，1994 年世界卫生组织已将幽门螺杆菌列为 I 类致癌因素。因此根除幽门螺杆菌具有极其重要的临床意义。

幽门螺杆菌感染属于传染性疾病，理想的治疗方案根除率应该>95%，疗程短，效果持久，患者耐受性好，不良反应少及成本-效益高。随着幽门螺杆菌基础与临床研究的深入，越来越多的幽门螺杆菌感染防治方案应用于临床，但至今还没有任何一种治疗方案能够完全符合以上要求。影响幽门螺杆菌根治疗效果的因素主要为菌株、宿主两方面。菌株方面主要包括对抗生素耐药、幽门螺杆菌定植部位及分布密度、毒力因子状态、生物膜的形成、不同幽门螺杆菌菌株的混合感染等，而宿主方

面主要是患者依从性差、对 PPI 代谢过快、高泌酸状态等。目前我国幽门螺杆菌感染诊治共识推荐四联首选方案，即一种 PPI +两种抗菌药物+铋剂的四联方案。根除方案本身决定效率的因素主要有两个：一是对幽门螺杆菌定植区域 pH 的控制，二是抗生素的敏感程度。本节将阐述 PPI 对幽门螺杆菌根除的影响。

　　PPI 本身可对幽门螺杆菌的存活构成不利影响，多项研究陆续发现，PPI 在体外均对幽门螺杆菌有不同程度的抗菌活性，PPI 抑制幽门螺杆菌的机制可能与其分子结构中含有类似咪唑结构的基团相关。该结构的存在使得这类药物具有类似于抗生素的抗菌活性。PPI 也可以抑制幽门螺杆菌尿素酶的活性。研究发现，当菌体周围为中性或碱性环境，尿素酶代谢活性受到抑制，在酸性环境中保留，故应用 PPI 后，尿素酶活性受抑制。尿素酶为幽门螺杆菌定植所必需。尿素酶的抑制和破坏很大程度上阻碍了幽门螺杆菌在胃内的定植，从而间接起到抗菌作用。胃内酸度是影响幽门螺杆菌根除效果的重要因素。研究发现，成功根除幽门螺杆菌者胃内 pH<4 的时间明显短于根除失败者，改善胃内酸性环境有利于幽门螺杆菌的根除，甚至有学者提出，为保证理想的根除率，胃内 pH>5 且每天保持至少 18 小时。H_2 受体拮抗剂及其他类型的抑酸药无法达到上述要求，而使用 PPI 可满足上述要求。更重要的是，PPI 能通过强效抑酸、显著提高胃内 pH，提供最佳胃内 pH，使不耐酸的抗生素发挥最大杀菌能力。抗生素是发挥抗幽门螺杆菌作用的主体药物，在体外中性环境中，阿莫西林、克拉霉素、甲硝唑及其他多种抗生素均具有很强的抗幽门螺杆菌能力，但不耐酸，在酸性环境中均容易被分解破坏，无法达到有效浓度和作用强度。在 pH 为 2 的胃液中抗生素的半衰期远远低于其 pH 为 7 的胃液。PPI 提供的胃内高 pH 环境可使抗生素结构更稳定，提高抗生素在胃黏膜局部的浓度。许多抗生素（如阿莫西林、克拉霉素等）对生长期幽门螺杆菌有效，但对静止期幽门螺杆菌无效。PPI 的抑酸作用还可将静止、休眠的细菌转化为激活、增殖的类型，提高细菌对抗生素的敏感性。此外，PPI 可以抑制幽门螺杆菌的反泵输出，减少药物外排，促进药物在菌体内积聚，从而增强抗生素的抗菌效果。而 PPI 代谢及疗效又受到药物作用强度、宿主代谢途径、*CYP2C19* 基因多态性等多方面的影响。总结幽门螺杆菌根除方案中，PPI 的作用包括直接作用以及对 pH 的满意控制，提高抗生素的疗效。

目前国内应用的有奥美拉唑（包括艾司奥美拉唑）、兰索拉唑、泮托拉唑、雷贝拉唑和埃索美拉唑五种 PPI。尽管包含不同 PPI 的根除方案在疗效方面尚未发现显著的差异，但在临床应用时，也推荐按照宿主的个体代谢差异以及根除治疗是首选或是补救治疗选择合适的 PPI。另外，由于兰索拉唑在吡啶环 4 位侧链导入氟（F_3），因有三氟乙氧基取代甲基，其对生物膜的渗透作用增强，具有微生物聚集现象，理论推测，此特性或能提高兰索拉唑在幽门螺杆菌定植区域的组织液浓度，更好地提高根除方案的效率。这一理论推测尚待临床研究证实。

幽门螺杆菌根除治疗方案中因 *CYP2C19* 基因的个体差异及选用 PPI 的不同，根除率存在差异。我们可通过选择抑酸效果强及受 CYP2C19 酶代谢影响小的 PPI、增加 PPI 剂量、延长疗程等方式提高临床工作中幽门螺杆菌的根除疗效。若条件允许可进行基因型检测，根据 *CYP2C19* 基因多态性选用适合的药物、剂量及方案。

三、PPI 治疗消化性溃疡并发症的选择要点

消化性溃疡是全球性常见病，出血、穿孔和幽门梗阻是主要并发症，这些并发症影响生活质量，甚至危及生命，探寻合理的治疗方式意义重大。近年来，随着 PPI 的问世、内镜技术的发展及人们对幽门螺杆菌的认识，目前对消化性溃疡并发症的治疗已从外科手术逐步转向以药物和内镜治疗为主。PPI 在消

化性溃疡并发症的治疗中发挥着越来越重要的作用。

1. 上消化道出血　上消化道出血是消化性溃疡最常见的并发症，10%～20%的消化性溃疡患者以出血为首发症状。出血量与被溃疡侵袭的血管有密切关系，侵袭毛细血管和小静脉引起少量出血和渗血，侵袭稍大动脉时可引起大出血，严重者危及生命。当消化性溃疡出血后，机体会自动启动凝血系统，但胃液中胃酸浓度过高时，胃黏膜血管舒张，血小板黏附和聚集力减弱，纤维蛋白形成延长，血液不易凝固。研究表明，溃疡出血的止血与胃内 pH 密切相关，血小板在 pH 为 7.4 的环境中聚集状态最佳，在 pH 为 6.5 时血小板的聚集较 pH 为 7.4 时下降 75%，pH 在 6.0 以下时止血反应发生异常，血小板无法凝聚；若 pH 在 5.0 以下，新形成的凝血块和纤维蛋白血栓会迅速被消化导致再出血。胃蛋白酶可促进纤维蛋白溶解，消化已形成的凝血块。但胃蛋白酶必须在 pH 为 1.0～4.0 时才具有活性，pH 为 4.0～6.0 时胃蛋白酶不被激活，pH>6.0 时胃蛋白酶被不可逆灭活。因此只有胃内 pH>6.0 时才能控制活动性上消化道出血。此外，抑酸后负反馈作用，导致 G 细胞释放大量促胃液素，增加黏膜血流量，可有效改善受损胃黏膜血液循环，维持上皮的能量代谢，加速溃疡愈合。抑制胃酸分泌、维持胃内高 pH 环境在消化性溃疡出血治疗中至关重要。

目前临床常用的抑酸药物包括 H₂ 受体拮抗剂和 PPI。H₂ 受体拮抗剂能够竞争性拮抗组胺受体，减少胃酸分泌，使胃液 pH 上升，促进止血，同时能抑制胃蛋白酶原的活性，促进黏膜修复与改善凝血机制。但这类药物仅对 H₂ 受体有效，对其他受体无作用，抑酸效果较弱，难以达到并维持胃内较高 pH 水平，因此对上消化道出血疗效不佳。PPI 可选择性地抑制胃壁细胞膜上的质子泵，从而阻断胃酸分泌的终末步骤，对基础胃酸和组胺、进食等各种刺激引起的胃酸分泌均有抑制作用，抑酸作用强而持久，可维持胃内 pH 在较高水平，止血效果显著。多项研究证实，PPI 的止血效果显著优于 H_2 受体拮抗剂，起效迅速且可显著降低再出血的发生率。因此，国内外多版指南均明确推荐 PPI 用于消化性溃疡出血的治疗。

研究发现，消化性溃疡出血最佳治疗为治疗期间 24 小时内 pH>6 的时间在 20 小时以上。口服 PPI 难以达到治疗所需要的 pH 和持续时间，因此常规推荐静脉使用 PPI。PPI 仅对壁细胞胞壁上的活化质子泵发挥抑制作用，对静息质子泵则不发挥作用。通过持续给药的方式，可使受生理节奏或组胺、进食等多种刺激影响而新激活的质子泵会立即被 PPI 结合，从而可以快速并持续地将胃内 pH 提高到 6.0 以上，进而达到良好的止血效果，促进消化性溃疡愈合。目前认为最佳的给药方式为初始高剂量静脉推注+持续静脉滴注 PPI。

对于消化性溃疡出血的标准处理方法是急诊内镜检查明确诊断，进一步在内镜下止血，同时辅以 PPI。有经验的内镜医师止血成功率可达 94%。目前认为，内镜止血是消化性溃疡出血治疗的基础，而药物治疗（PPI）对进一步提高内镜治疗的效果、减少输血量、避免有创干预、重复内镜治疗的需求和改善患者预后具有重要意义。目前国际共识认为，内镜治疗前 PPI 治疗似乎未能降低再出血率、手术率和死亡率，但可有效减少干预措施、降低成本、提高安全性。尤其是对于一部分没条件的患者（生命体征不平稳、内镜止血风险较高、因各种原因不能早期行内镜检查等）可考虑内镜检查前行 PPI 治疗以降低病灶级别、减少内镜干预。关于内镜治疗后使用 PPI，目前指南均推荐对活动性出血、裸露血管或黏附血凝块等高风险出血病灶患者，在内镜治疗成功后使用大剂量 PPI 治疗；对扁平黑斑或清洁基底的溃疡等低风险出血病灶患者给予标准 PPI 疗法（例如口服 PPI，每天 1 次）。出血有无幽门螺杆菌感染很关键，直接决定病程进展与预后，出血停止后，幽门螺杆菌阳性者口服抗幽门螺杆菌药物。

2. **穿孔**　溃疡病灶向深部发展穿透浆膜层则并发穿孔。以往认为，消化性溃疡合并穿孔仅有少数患者可以通过保守治疗治愈，绝大多数患者需手术治疗。近年来，由于 PPI 的临床应用及人们对溃疡病手术治疗的重新认识，溃疡穿孔的非手术治疗日益受到重视。入院时约 50% 的患者穿孔灶已自行闭合，而非手术治疗可使 70% 的患者免于急诊手术。要认识到穿孔修补手术只解决急诊问题，溃疡愈合靠药物治疗，禁食期间静脉用 PPI，进食后改为口服，正规药物治疗能减少溃疡复发。消化性溃疡患者如果在空腹状态下发生溃疡穿孔，估计穿孔时间在 6~12 小时，且全身中毒症状轻微，可考虑行非手术治疗。空腹穿孔腹腔污染轻，早期为穿孔灶漏出消化液致化学性腹膜炎，持续静脉使用 PPI 大大减少了胃液的分泌并提高了其 pH，减弱了胃液对穿孔灶的腐蚀作用，有助于穿孔灶的闭合，故能有效缓解腹膜炎。非手术治疗 12 小时后，行胃十二指肠碘水溶剂造影检查。若无造影剂渗漏或腹膜炎症状、体征减轻，继续采用非手术疗法；若症状、体征加重或碘水造影发现造影剂漏出，改为手术治疗。待症状和体征完全缓解后，后续口服 PPI。消化性溃疡穿孔患者中具有较高的幽门螺杆菌感染率，经过检查若发现幽门螺杆菌感染，应予以根除幽门螺杆菌的药物治疗。4 周后，行胃镜检查并取活组织检查，慎重排除恶性肿瘤的可能。

3. **幽门梗阻**　消化性溃疡合并幽门梗阻产生的原因有两类。一类是炎性水肿所致幽门痉挛而引起暂时性梗阻，通过禁食、持续应用 PPI 治疗，可随溃疡好转而消失。另一类是瘢痕所致持久性梗阻，多需内镜下扩张治疗或外科手术。扩张时应先行胃窦活检和检测幽门螺杆菌，球囊扩张后使用 PPI 和抗幽门螺杆菌治疗对于确保扩张疗效及防止复发至关重要。

总之，消化性溃疡合并出血、穿孔及幽门梗阻等并发症时，较为普遍的做法是先予以静脉滴注 PPI，待患者症状缓解或病情控制后，予以口服 PPI，幽门螺杆菌阳性者予以根除治疗。此外，不同种类 PPI 的抑酸效果、代谢途径及受 *CYP2C*19 基因多态性影响有差异，需结合患者具体情况选择治疗方案，进行个体化治疗。

参 考 文 献

[1] Jinda S, Nakatani K, Nishioka J, et al. Personalized treatment in the eradication therapy for Helicobacter pylori. Int J Mol Med, 2011, 27 (2): 255-261.

[2] 叶子兴，朱峰. 细胞色素 *P2C19* 检测与消化性溃疡个体化治疗和 PPI 合理应用. 临床药物治疗杂志, 2013, 11 (2): 37-40.

[3] Bashinskaya B, Nahed BV, Redjal N, et al. Trends in peptic ulcer disease and the identification of Helicobacter pylori as a causative organism: population-based estimates from the US nationwide inpatient sample. J Glob Infect Dis, 2011, 3 (4): 366-370.

[4] Malfertheiner P. The intriguing relationship of Helicobacter pylori infection and acid secretion in peptic ulcer disease and gastric cancer. Dig Dis, 2011, 29 (5): 459-464.

[5] Sugimoto M, Furuta T, Shirai N, et al. Evidence that the degree and duration of acid suppression are related to Helicobacter pylori eradication by triple therapy. Helicobacter, 2007, 12 (4): 317-323.

[6] Graham DY, Shiotani A. New concepts of resistance in the treatment of Helicobacter pylori infections. Nat Clin Pract Gastroenterol Hepatol, 2008, 5 (6): 321-331.

[7] Zhang Z, Liu ZQ, Zheng PY, et al. Influence of efflux pump inhibitors on the multidrug resistance of Helicobacter pylori. World J Gastroenterol, 2010, 16 (10): 1279-1284.

[8] 刘娜，刘改芳. 质子泵抑制药对幽门螺杆菌根除的影响. 中华消化杂志, 2012, 32 (4): 283-285.

[9] Zhao F, Wang J, Yang Y, et al. Effect of *CYP2C19* genetic polymorphisms on the efficacy of proton pump inhibitor-based triple therapy for Helicobacter pylori eradication: a meta-analysis. Helicobacter, 2008,

13 (6)：532-541.

[10] Tang HL, Xie HG, Yao Y, et al. Lower tacrolimus daily dose requirements and acute rejection rates in the *CYP3A5* nonexpressers than expressers. Pharmacogenet Genomics, 2011, 21 (11)：713-720.

[11] Laine L, Jensen DM. Management of patients with ulcer bleeding. Am J Gastroenterol, 2012, 107 (3)：345-361.

[12] 魏刚，全卓勇，彭开勤，等. 质子泵抑制剂在消化性溃疡并发症治疗中的作用. 临床消化病杂志，2007，19 (2)：107-109，112.

[13] 辛磊，李兆申. 大剂量质子泵抑制剂治疗消化性溃疡出血的研究进展. 中华消化内镜杂志，2012，29 (8)：478-480.

[14] Sung JJ, Chan FK, Chen M, et al. Asia-Pacific Working Group consensus on non-variceal upper gastrointestinal bleeding. Gut, 2011, 60 (9)：1170-1177.

[15] Sreedharan A, Martin J, Leontiadis GI, et al. Proton pump inhibitor treatment initiated prior to endoscopic diagnosis in upper gastrointestinal bleeding. Cochrane Database Syst Rev, 2010, (7)：CD005415.

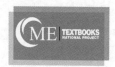

胃酸对消化效率的影响及质子泵抑制药的应用

周　蕙　上海市中西医结合医院
陈胜良　上海交通大学医学院附属仁济医院

第 **6** 章

一、胃酸对消化酶释放的促进作用

胃酸指胃液中分泌的盐酸。胃酸由壁细胞分泌，空腹排出量为 $0 \sim 5$ mmol/h，最大排出量为 $20 \sim 25$ mmol/h。绝大部分以游离酸的形式与黏液中的有机物结合，部分与蛋白质结合成结合酸，作为胃液 pH 的主要决定因素。胃持续分泌胃酸，其基础的排出率约为最大排出率的 10%，且呈昼夜变化，入睡后几小时达高峰，清晨醒来之前最低。当食物进入胃中时，胃酸开始分泌。胃在排空时 pH 为 $7.0 \sim 7.2$，当食团进入胃中时，pH 可降至 $2.0 \sim 3.0$。

胃酸的生理作用：①激活胃蛋白酶原，创造适宜的酸性环境。②分解食物中的结缔组织和肌纤维，使食物中的蛋白质变性，易于被消化。③刺激小肠上段分泌促胰液素、缩胆囊素（CCK），促进胰液、胆汁和小肠液的分泌。④杀死进入胃内的细菌。⑤促进小肠吸收铁和钙。本节主要阐述胃酸对胃肠消化酶分泌、释放和激活等的作用特点。

胃蛋白酶原由主细胞、黏膜细胞分泌，作为胃蛋白酶前体，需要在 pH 为 $2.0 \sim 3.0$ 的条件下被激活，活化的胃蛋白酶功能是将食物蛋白质分解为际、胨及多肽，利于吸收。最适胃酸 pH 为 2.0，pH 大于 5.0 时酶失活。胃蛋白酶在酸性环境中具有较高活性，最适 pH 约为 3.0。蛋白质是由多种氨基酸通过肽键构成的高分子化合物，在胃酸的作用下改变其分子结构和性质，蛋白质的二级结构或三级结构有了改变或遭到破坏，蛋白质分子结构松散，不能形成结晶，使其易被蛋白酶水解。

胃酸对十二指肠内消化酶及消化效率的影响可能通过以下途径：影响肝、肠道和胰腺分泌的相关胃肠肽类激素；影响小肠近端酶激活和作用的 pH；通过影响胃十二指肠运动协调性，影响小肠内食物与消化酶的混合比例和作用。

对消化酶分泌、释放具有调控作用的常见肽类激素几乎均受胃酸的影响，其中的具体机制尚不清楚。常见的这些肽类激素如下。

1. 促胰液素　促胰液素是首个被发现的胃肠肽类激素，是由十二指肠和空肠黏膜的 S 细胞分泌，胃酸是刺激促胰液素释放的最强因素。pH 低于 2.5 的酸性食糜进入小肠后可刺激促胰液素原的分泌和活化。促胰液素原变为促胰液素后主要作用于胰腺导管上皮细胞上的特异性受体，通过 cAMP 机制引起导管细胞分泌大量的 H_2O 和 HCO_3^-，刺激腺泡细胞分泌少量胰酶，因而胰液的分泌量大为增加，大量分泌的 HCO_3^- 为胰腺分泌的消化酶提供合适的 pH。动物实验还证实，促胰液素能松弛 Oddi 括约肌。Car-Loche 及 Gregg 等发现血清促胰液素水平升高，可选择性的使胰管 Oddi 括约肌松弛，富含消化酶的胰液、胆汁被释放至十二指肠发挥消化效应。

2. 缩胆囊素（CCK）　是由十二指肠、空肠细胞释放的一种肽类激素。进食后蛋白质水解产物可刺激小肠黏膜释放 CCK 释放肽，刺激小肠黏膜 I 细胞分泌 CCK。主要作用是促进胰腺腺泡分泌各种消化酶，刺激胆囊收缩，排出胆汁，对 H_2O 和 HCO_3^- 的促分泌作用较弱。CCK 还可作用于迷走神经传入纤维，通过迷走-迷走反射刺激胰酶分泌。CCK 通过刺激磷脂酰肌醇系统，在 Ca^{2+} 介导下对胰腺发挥作用。引起 CCK 分泌的因子由强至弱分别为：蛋白质分解产物、脂肪酸盐、盐酸、脂肪等。胃酸能直接刺激 CCK 分泌，进食蛋白质后，经胃蛋白酶分解的蛋白质分解产物成为刺激 CCK 分泌的首要因素。除上述作用外，CCK 对 Oddi 括约肌运动功能亦有影响。Oddi 括约肌是围绕胆总管末端、主胰管末段及其共同管道形成的环状括约肌，长度为 4~6 mm，Oddi 括约肌运动受多个神经、体液和局部因素调节，与胆囊、胃窦及十二指肠运动相协调。一般认为，CCK 对人类 Oddi 括约肌具有松弛作用。CCK 可直接作用于 Oddi 括约肌或间接通过神经机制调节 Oddi 括约肌功能。其受体广泛分布于 Oddi 括约肌及其节后副交感神经纤维，通过胆碱能机制使 Oddi 括约肌松弛，测压研究也显示，CCK-8 可显著降低 Oddi 括约肌基础压力。内源性 CCK 是调节摄食后胆囊收缩和胰酶分泌的基本激素，CCK 对胰多肽的分泌起关键性作用。

CCK 与促胰液素具有协同作用，CCK 亦能刺激基础胃酸分泌，三者相互作用促进消化。

进食后胃酸分泌，胃蛋白酶被激活，蛋白质被分解，促胰液素、CCK 释放，均有刺激小肠分泌的作用。小肠腺分泌肠激酶，它能激活胰液中的胰蛋白酶原，使之变为有活性的胰蛋白酶，从而有利于蛋白质的消化。另外，在肠道胰液消化蛋白质系统中的羧肽酶原（procarboxypeptidase）要转化成能消化蛋白质的羧肽酶（carboxypeptidase），亦要胃蛋白酶来激活。如果胃酸分泌不足时，胃蛋白酶无法产生，除影响胃中蛋白质的消化外，也将影响到肠道中蛋白质的进一步消化及氨基酸的吸收、利用。

综上所述，胃酸在食物的消化过程中发挥着重要的作用，从体液调节方面促进消化酶的分泌与释放，而被激活的各类胃肠激素反馈性抑制胃酸的过度分泌，避免过酸环境对胃肠道的刺激，达到最佳生物利用度。胃酸过高往往引发上述肽类激素的过多释放，胃酸过低一方面影响这些激素的产生，另一方面，引发促胃液素的升高及生长抑素等的减少。期待将来能有更多关于胃酸通过肽类激素改变消化酶分泌或活性的研究结论，将对临床实践中适度、精准使用抑酸药提供理论支持。

前文已述，小肠近端消化酶原激活成活性消化酶的最佳 pH 为 7~10。胃酸分泌过多或排入十二指肠过快，会引起近端小肠 pH 降低和胰酶等消化酶的活性以及消化效率的降低。

餐后十二指肠的运动是引发 Oddi 括约肌松弛的主要胃肠运动因素。而餐后十二指肠运动增加的机制之一，就是来自胃排空的胃酸刺激。胃酸分泌增加或排入十二指肠过快（如胃排空过快、远端胃大部切除术），Oddi 括约肌开放过度，胰酶向肠腔内释放增加，影响消化效率。反之，如胃酸分泌减少或排入十二指肠减慢［临床上常见于长期大剂量使用质子泵抑制药（PPI）］，十二指肠近端得不到胃酸的刺激，小肠蠕动减弱，Oddi 括约肌松弛不够，势必影响胰酶向小肠腔内释放，同样影响消化效率。

二、胃酸对胰酶活性和效率的影响

胰液（pancreatic juice）是由胰腺外分泌部分泌的碱性消化液，经胰导管输送至十二指肠。成年人每天分泌量为 1~2 L。胰液中的无机物主要是水和碳酸氢盐。碳酸氢盐是由胰腺小导管管壁细胞分泌，主要作用是中和进入十二指肠的胃酸，为小肠内多种消化酶的活动提供最适宜的碱性环境（pH 为 7.0~10.0），并保护肠黏膜免受酸的侵蚀。胰液中的有机物是多种消化酶，它们是由腺泡细胞分泌的，可作用于糖、脂肪和蛋白质三种食物成分，因而是消化液中最重要的一种。胰液中的消化酶主要是胰淀粉酶、胰脂肪酶、胰蛋白酶原和糜蛋白酶原。前两种酶具有活性，胰淀粉酶可将淀粉水解为麦芽糖及葡萄糖。胰脂肪酶可分解三酰甘油为脂肪酸、一酰甘油和甘油。后两种酶原均不具有活性。当胰液进入十二指肠后，胰蛋白酶原被肠液中的肠激酶激活成为具有活性的胰蛋白酶，是特异性最强的蛋白酶，决定蛋白质的氨基酸排列。此外，酸和胰蛋白酶也能使胰蛋白酶原活化。糜蛋白酶原由胰蛋白酶激活为糜蛋白酶。胰蛋白酶和糜蛋白酶都能分解蛋白质为胨和腙，二者共同作用时，可使蛋白质分解为小分子的多肽和氨基酸。糜蛋白酶还有较强的凝乳作用。胰脂肪酶能将中性脂肪分解成甘油和脂肪酸。

　　胰腺分泌是受神经调节和体液调节双重控制的，以体液调节为主。盐酸、蛋白质分解产物、脂肪、脂酸钠均可刺激小肠黏膜分泌促胰激素、CCK，后面两者可使胰液分泌增加。胃酸是促胰激素分泌最强的促进因素，食物进入胃以后，扩张刺激胃底和胃体部的感受器，通过迷走-迷走长反射及壁内神经丛的短反射引起胃腺分泌。由胃酸刺激胰液分泌的胃肠激素主要由以下两种。

　　1. 促胰液素　促胰液素系由十二指肠和上段空肠黏膜的 S 细胞分泌的 27 肽，可刺激胰腺分泌水、碳酸氢盐，从而使胰液量增加。由小肠上皮细胞分泌和存在于胰液中的促胰液素释放肽（SRP），可刺激促胰液素释放，在胰腺外分泌的正反馈调节中发挥重要作用。当肠道的 pH<4.5 时，促胰液素释放增加，作用于胰腺导管上皮细胞的特异性受体，通过环磷腺苷（cAMP）机制引起导管细胞分泌大量的 H_2O 和 HCO_3^-，刺激腺泡细胞分泌少量胰酶，因而胰液的分泌量大为增加，大量分泌的 HCO_3^- 为胰腺分泌的消化酶提供合适的 pH 环境。

　　2. 缩胆囊素　CCK 主要由小肠上皮 I 细胞分泌，人体内主要为含三个氨基酸的 CCK。它刺激胰酶分泌，对水和碳酸氢盐的分泌也有兴奋作用，但较弱。CCK 受体分为 CCK-A 和 CCK-B 受体。一般认为，CCK 通过 CCK-A 受体介导胰酶的分泌。激活途径有：①对胰腺腺泡有直接刺激作用，CCK 通过 CCK-A 受体，激活腺泡细胞膜上的鸟苷酸环化酶，从而生成鸟嘌呤单核苷酸（GMP）；环磷鸟苷（cGMP）作为第二信使，促使腺泡细胞分泌胰酶，在 CCK 对胰腺泡的直接刺激作用中，Ca^{2+} 也可作为第二信使，促使胰酶分泌。②作用于迷走神经传入纤维上的CCK-A受体，增加迷走传入神经的冲动，促进乙酰胆碱的释放；刺激胰酶分泌。

除胰腺内神经末梢含有血管活性肠肽（VIP）外，盐酸、脂肪、乙醇也可促进VIP的释放。VIP对胰腺的作用类似促胰液素。VIP与相应受体结合，可增加腺苷环化酶的活性，导致cAMP合成增加，促进碳酸氢盐的分泌。它可强化小剂量促胰液素引起的胰液量及碳酸氢盐的分泌增加，但对大剂量促胰液素的作用则发生竞争性抑制。

胰酶（原）在胃酸的刺激下大量分泌，同时在酸性环境中容易被破坏，为保证胰酶活性的最佳状态，要求餐后胃内pH>4.0的时间至少为60分钟，十二指肠内pH>4.0的时间至少为90分钟，胰酶保持活性的最佳pH应>6.0，当pH<4.0时，脂肪酶失活，而当pH<3.5时，胰蛋白酶也会失活。胰酶中脂肪酶可被蛋白水解，尤其是被糜蛋白酶灭活。胰蛋白酶对脂肪酶的灭活作用比糜蛋白酶弱，且需后者存在，而糜蛋白酶的灭活作用不需胰蛋白酶存在。当精神紧张、过度疲劳、情绪不佳时，大脑皮质功能紊乱，促使胃酸分泌增多；慢性胃炎、胃或十二指肠溃疡、胃部手术等疾病状态可导致胃酸增多，某些药物，如阿司匹林、利血平等，亦可致胃酸分泌增多。饮食不当，如过甜、过咸、过辣、过酸、过冷、过烫的食物都可导致胃酸分泌增加；此外某些粗粮、红薯、马铃薯等含大量淀粉、糖、酸等，同样会刺激胃产生大量胃酸。为此可用H_2受体拮抗剂或PPI。

在一定酸水平中胃酸能促进胰酶（原）的分泌及激活酶原生成相应胰酶，增强胰酶活性，提高消化效率。当胃酸分泌过高，小肠pH梯度后移，可抑制胰酶的激活，甚或灭活胰酶，临床出现胀气、肠鸣、稀便等症状，后期出现营养不良。当胃酸分泌过低，上述参与胰酶分泌与释放的相关胃肠激素减少，消化效率亦降低，故而胃酸之于胰酶处在动态平衡当中。合理使用 PPI 调节胃肠道酸碱度，充分发挥胰酶活性，显得尤为重要。

三、PPI 用于改善消化效率的精准选择

消化效率降低的直观表现有腹鸣、腹泻、大便稀烂、产气增加、营养不良及营养要素缺乏等。事实上，小肠内消化吸收效率降低，将引发远端肠道营养物质过剩，增加微生物含量，导致肠道微生态的改变。除引发肠道内不良代谢出现上述症状外，还会通过门静脉引流加重肝脏负担，引发肝损伤表现。另外，远端肠道黏膜炎症直接影响局部甚至整个肠道固有神经系统的功能紊乱，引发或加重胃肠运动、分泌和感觉异常，与所有的胃肠功能性疾病均有关系，如胃食管反流病、功能性消化不良、肠易激综合征及其他肠道甚至胆管和 Oddi 括约肌功能紊乱。当然也与胃肠道以外其他系统的感染、某些代谢性疾病以及神经系统疾病有关。改善消化效率的治疗，理论上对于上述疾病状态的治疗有积极的意义。

胃酸作为多种消化酶、消化液的促发因素，是影响消化效率的重要因素之一。在改善消化效率，从而改善相关疾病的治疗方面，如何选择抑酸治疗的策略？另外，鉴于不同 PPI 的抑酸作用及代谢特点不同，上述疾病治疗过程中，如何精准选择 PPI 的种类和剂型呢？本节简要阐述这方面的内容。

在反流性食管炎、消化性溃疡、慢性胃炎等疾病引起胃酸排泌过多时，近端小肠 pH 消化梯度后移，消化酶活性被胃酸抑制，消化酶相对不足；而在 PPI 治疗酸相关疾病、根除幽门螺杆菌、长期不当使用 PPI，胃酸排泌不足时，酶分泌和释放相关刺激减少，肽类激素（如 CCK、促胰液素等）产生不足，胰酶、肠酶排泌不足，均将导致小肠内食糜和消化酶比例不当，消化效率降低，消化不良。在胃酸过低时对胃肠运动的影响致消化酶和食物比例失调，也使情况进一步加重。未消化彻底的食糜被推送至远端小肠及结肠，肠道内渗透压改变，细菌负荷量增

高，引起肠道炎症，气体产生过多，肠道高敏感，腹痛、腹泻、腹胀、肠鸣、食欲减退随之产生，随着病程的延长，若未能得到有效的治疗，症状加剧逐步影响生活，后期出现营养不良，抵抗力降低，精神负担加重，更进一步加重消化不良，形成恶性循环。

从改善消化效率的角度审视 PPI 的作用。应该基于以下考虑：一方面，要保持餐后胃酸对十二指肠具有应有的刺激作用（这些刺激有利于消化酶的分泌和释放）；另一方面，要使十二指肠近端腔内 pH 稳定在 7.0~10.0，至少持续整个食物消化的过程（原则上需要超过 4~6 小时）。其中，抑酸作用持续时间长以及稳定尤其重要。PPI 的作用时间主要是由其生物利用度以及有效血药浓度持续的时间决定的，也就是由其解离常数决定的。前文已述，目前临床上通常可选择的 PPI 种类包括奥美拉唑（包括艾斯奥美拉唑）、兰索拉唑（包括右兰索拉唑）、泮托拉唑和雷贝拉唑，它们均有较好的抑酸作用。但控制上消化道 pH 强度、峰浓度时间、作用时间的长度以及 pH 的稳定程度可能会有一定的差异。就比较生物利用度而言，兰索拉唑>泮托拉唑>奥美拉唑。当然，同时还受肝酶代谢的个体化差异影响。作者体会生物利用度小的 PPI 起效迅速，但作用时间较短，对餐后 pH 的控制较不稳定，用药后粪便性状趋软，趋向不成形的患者较多。而生物利用度大的 PPI 抑酸作用平稳持久，对粪便的形状影响，是由烂趋软，再由软趋硬。后者有改善消化效率的趋势。

对于腹泻、肠鸣、大便性状偏软的患者，如有 PPI 适应证时，宜选用兰索拉唑等生物利用度大的 PPI。相反，对于大便性状偏硬，如有便秘的患者，存在 PPI 适应证，可选用起效迅速，pH 相对不稳定的 PPI。值得指出的是，这些观点尚待临床研究证实。

参 考 文 献

［1］Schubert ML. Functional anatomy and physiology of gastric secretion. Curr Opin Gastroenterol, 2015, 31（6）: 479-485.

［2］Chu S, Schubert ML. Gastric secretion. Curr Opin Gastroenterol, 2013, 29（6）: 636-641.

［3］Williams JA, Chen X, Sabbatini ME. Small G proteins as key regulators of pancreatic digestive enzyme secretion. Am J Physiol Endocrinol Metab, 2009, 296（3）: E405-E414.

［4］Nawrot-Porąbka K, Jaworek J, Leja-Szpak A, et al. The role of antisecretory factor in pancreatic exocrine secretion: studies in vivo and in vitro. Exp Physiol, 2015, 100（3）: 267-277.

［5］Smith JP, Fonkoua LK, Moody TW. The role of gastrin and CCK receptors in pancreatic cancer and other malignancies. Int J Biol Sci, 2016, 12（3）: 283-291.

［6］Chey WY, Chang TM. Secretin: historical perspective and current status. Pancreas, 2014, 43（2）: 162-182.

［7］Perdikis G, Wilson P, Hinder RA, et al. Gastroesophageal reflux disease is associated with enteric hormone abnormalities. Am J Surg, 1994, 167（1）: 186-192.

［8］周旭春, 唐承薇. 胰液分泌的神经-激素调节. 胰腺病学, 2002, 2（2）: 113-115.

［9］Ianiro G, Pecere S, Giorgio V, et al. Digestive enzyme supplementation in gastrointestinal diseases. Curr Drug Metab, 2016, 17（2）: 187-193.

［10］Mössner J. New advances in cell physiology and pathophysiology of the exocrine pancreas. Dig Dis, 2010, 28（6）: 722-728.

［11］Conwell DL, Zuccaro G, Morrow JB, et al. Analysis of duodenal drainage fluid after cholecystokinin（CCK）stimulation in healthy volunteers. Pancreas, 2002, 25（4）: 350-354.

［12］Chey WY, Chang T. Neural hormonal regulation of exocrine pancreatic secretion. Pancreatology, 2001, 1（4）: 320-335.

［13］Emoto T, Miyata M, Izukura M, et al. Simultaneous observation of endocrine and exocrine functions of the pancreas responding to somatostatin in man. Regul Pept, 1997, 68 (1): 1-8.

[14] Williams JA. Regulation of acinar cell function in the pancreas. Curr Opin Gastroenterol, 2010, 26 (5): 478-483.

[15] Riepl RL, Lehnert P. The mediators of bile action on the exocrine pancreas. Scand J Gastroenterol, 1993, 28 (5): 369-374.

[16] Furuta T, Shirai N, Sugimoto M, et al. Influence of *CYP2C19* pharmacogenetic polymorphism on proton pump inhibitor-based therapies. Drug Metab Pharmacokinet, 2005, 20 (3): 153-167.

[17] Hammond CE, Beeson C, Suarez G, et al. Helicobacter pylori virulence factors affecting gastric proton pump expression and acid secretion. Am J Physiol Gastrointest Liver Physiol, 2015, 309 (3): G193-201.

[18] Lundell L. The physiological background behind and course of development of the first proton pump inhibitor. Scand J Gastroenterol, 2015, 50 (6): 680-684.

[19] Scheiman JM. The use of proton pump inhibitors in treating and preventing NSAID-induced mucosal damage. Arthritis Res Ther, 2013, 15Suppl 3: S5.

[20] Shin JM, Kim N. Pharmacokinetics and pharmacodynamics of the proton pump inhibitors. J Neurogastroenterol Motil, 2013, 19 (1): 25-35.

[21] Lerotić I, Baršić N, Stojsavljević S, et al. Acid inhibition and the acid rebound effect. Dig Dis, 2011, 29 (5): 482-486.

[22] Thomson AB, Sauve MD, KassamN, et al. Safety of the long-term use of proton pump inhibitors. World J Gastroenterol, 2010, 16 (19): 2323-2330.

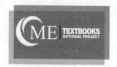

质子泵抑制药应用的安全性

邱宏毅　李金辉　陈　翔　杨　黎　陈胜良
上海交通大学医学院附属仁济医院

第 7 章

一、长期大剂量应用质子泵抑制药是否增加胃肠肿瘤风险

质子泵抑制药（PPI）是通过特异性地作用于胃黏膜壁细胞，降低壁细胞 H^+-K^+-ATP 酶（又称质子泵）活性抑制胃酸分泌的一类药物。由于抑酸作用强大，缓解症状效果明显，PPI 自 1988 年上市以来在临床应用广泛，使用数量和频率均呈快速上升状态。

临床实践经验普遍认为，PPI 安全范围广，可长期使用，但对其长期大剂量的使用仍有顾虑，特别是需要长期大剂量使用的患者，如顽固性消化性溃疡、胃食管反流病、佐林格-埃利森综合征同时合并风湿性疾病、自身免疫疾病、结缔组织病等需长期服用糖皮质激素或非甾体抗炎药患者为预防消化道不良反应，多联合使用 PPI；某些心血管病患者长期服用抗凝药、抗血小板药，为减少消化道出血风险亦多联合使用 PPI。上述患者病程长，某些患者甚至需终身服药。在这些患者中，确保 PPI 治疗的安全就成了相当重要的公共健康问题，并开始引发关注。理论上，PPI 显著降低胃腔内的胃酸浓度，使胃远端黏膜 G 细胞反馈性增加促胃液素分泌，导致 PPI 相关的高促胃液素血症。已知促胃液素能够促进胃肠黏膜的增生，有可能增加胃肠道黏膜良恶性肿瘤的发生风险。长期大剂量使用 PPI 是否增加胃肠道肿瘤的发生风险？本节着重对这方面的内容做一阐述。

对胃肠肿瘤风险的担忧最初源于鼠类实验。1989 年 Watson 等发现高水平的促胃液素与结肠癌细胞的生长及增殖有关；高促胃液素血症增加 APC 基因突变大鼠结直肠腺瘤的发生率，缩短其生存时间。此后对该问题进行研究的结果并不一致。2001 年有学者发现口服奥美拉唑能使 APC min-/+小鼠血清促胃液素水平升高，由奥美拉唑引起的高促胃液素血症可以促进家族性腺瘤性息肉病小鼠模型的腺瘤恶变。然而，该类实验结果至今尚未被进一步证实，在人类中使用 PPI 是否引发同样的改变。继鼠类实验后，人群间的相关研究也陆续开展，研究结果同样不尽相同。以结直肠癌为例，使用 PPI 增加结直肠癌风险，而更多的研究则不支持该结论，如一项纳入 8 135 129 例患者、随访时间长达 15 年的研究结果表明，常规剂量的 PPI 应用 5 年以上并不会引起结直肠癌发病率的显著升高。陈仕才等的 Meta 分析纳入了 4 项独立的回顾性病例对照研究，包括 10 万例以上患者，随访时间最短为 4 个月，最长为 5 年，结果显示，使用 PPI 与结直肠癌发生无显著关联 ［比值比（OR）= 0.19；95%可信区间（CI）为 0.90 ~ 1.57］。一篇 Meta 分析发现，使用 PPI 组结直肠癌的 OR 值有轻度增高的趋势，但无统计学意义；亚组分析中，使用常规剂量 PPI 的时间无论是 1 年以上还是 5 年以上，结直肠癌发生风险的差异均无统计学意义。由于研究条件所限，上述 Meta 分析筛选出的研究大多数为病例对照研究，极个别为队列研究，如 Bateman 等亦认为奥美拉唑使用与结直肠癌无明确关联。总之，现有证据认为长期常规剂量 PPI 使用相对安全，与结直肠癌无显著关联。

长期使用 PPI 患者促胃液素水平较未使用 PPI 患者高 2 ~ 6 倍，而高水平促胃液素是胃癌和结直肠癌的危险因素。促胃液素与胃酸呈显著负反馈关系。PPI 可使胃酸分泌减少，胃内酸度降低，促进胃窦 G 细胞产生促胃液素，促胃液素一方面直接刺激壁细胞分泌胃酸，另一方面刺激分布于胃肠道黏膜中的肠嗜铬样细胞（ECL）释放组胺，再通过组胺受体刺激壁细胞分泌胃酸。任何抑酸药引起的低胃酸状态均会引起血清促胃液素浓度的反应性升高。大肠癌细胞以及正常大肠黏膜细胞都存在胃泌素受体。据报道，有些 10 年以上大肠癌患者存在不明原因的血清促胃液素增高。当时，这些患者的血清促胃液素与其他大肠癌患者对照组的中位水平相似。

促胃液素能控制胃肠道干细胞的分化，同时对壁细胞、ECL 及胰腺、结肠内部分细胞具有促生长作用，进而导致这些细胞突变、增生，增加胃肠赘生物癌变概率。此外，在 PPI 的抑酸作用下，胃肠道菌群过度增殖，产生多种致癌因子（如亚硝胺类），也可能增加患胃肠恶性肿瘤的风险。

需要指出的是，促胃液素和胃泌素受体高表达不一定是大肠癌患者血清促胃液素增高的原因，是否伴有幽门螺杆菌的感染可能是更重要的因素。研究表明，肿瘤切除以后，患者血清促胃液素并不出现降低。相比之下，幽门螺杆菌感染与否却可能与促胃液素水平的维持有关。与幽门螺杆菌阴性的对照组比较，幽门螺杆菌阳性的大肠癌患者血清促胃液素高 5.6 倍，幽门螺杆菌阴性的大肠癌患者仅仅高 2.3。幽门螺杆菌抗体阳性的患者，促胃液素水平至少高 0.5~1.0 倍。幽门螺杆菌刺激促胃液素释放增加的叠加作用机制可能为幽门螺杆菌感染后产生的炎症因子和毒素既能间接抑制生长抑素分泌，又能直接刺激胃窦 G 细胞分泌胃泌素。另外，长期使用 PPI 合并幽门螺杆菌感染的状况下，PPI 的抑酸作用使得胃体部和胃小凹附近的 pH 升高，造成更适合幽门螺杆菌生存的局部微环境，导致其从胃窦向胃体迁移，发生胃体萎缩。胃体萎缩为主的低胃酸或无胃酸型胃炎发生胃癌的危险性显著升高。长期使用 PPI 导致的 ECL 增生也主要发生在幽门螺杆菌感染者，尤其是伴有胃黏膜萎缩和重度炎症的患者。总之，幽门螺杆菌感染可以加重 PPI 相关的高促胃液素血症，但由于其本身亦是胃癌的高危因素，故仍无法直接证实 PPI 与胃肠道肿瘤间的关系。

以下几点可能影响相关研究结论的可靠性：①目前尚无高质量的前瞻性随机对照研究的相关报道。②研究所用 PPI 种类不尽相同或未直接报道。③对症治疗时大剂量 PPI 常难以界定及维持。④正常结肠黏膜发展为癌性息肉一般需要 10 年以上的时间，随访时间的相对不足可能难以解释 PPI 对结直肠癌发病率的影响。⑤部分研究中长期使用 PPI 组 OR 值的 $95\%\,CI$ 下限接近 1，不能完全排除增加 PPI 剂量后结论有可能改变。

多年来，学者们对在 PPI 所致的胃内低酸条件下，幽门螺杆菌阳性患者萎缩性胃炎的进展跟踪较多，但很少以胃癌作为研究终点。虽然相关队列研究的入组患者数量较大，但通常缺乏同样酸性条件不服用 PPI 的良好对照。有证据表明，虽然长期使用 PPI 使胃底腺息肉的发生风险增加了 4 倍，但是异型增生的风险几乎可以忽略不计，仅有极少量的患者检出低级异型增生。虽然在雌鼠实验中，PPI 和 H_2 受体拮抗剂（H_2RA）引起的高胃泌素血症与胃类癌相关，但其他种群并未发现这一现象。PPI 导致胃黏膜的萎缩概率很低，胃黏膜萎缩进展为胃癌的概率为（500~1000）/100 000，但这一概率已无法与自然发生的幽门螺杆菌相关胃癌鉴别，根除幽门螺杆菌同样可以大幅降低胃黏膜萎缩进展为胃癌的风险。最近，Ahn 等的 Meta 分析认为，抑酸药物与胃癌发生相关，由于所纳入研究均为观察性，均为西方国家的数据，也没有考虑幽门螺杆菌及 PPI 剂量等因素，故参考价值有限。总之，现有文献认为 PPI 引发胃癌的风险很低，根除幽门螺杆菌能进一步减少胃癌的风险。

PPI 对于胃肠道肿瘤的早期诊断也可能存在影响。第一，胃肠道肿瘤早期症状常不典型，经验性服用 PPI 可能掩盖症状；第二，PPI 影响内镜诊断时间，有报道 PPI 的使用使胃肠道肿瘤患者的内镜首检时间延迟近 4 个月；第三，PPI 可改善内镜下胃黏膜表面的糜烂、出血，影响发现早期癌变的视野，造成内镜检查假阴性。因此，在内镜相对廉价、易得，胃肠道肿瘤高发的地区，仍推荐早期进行内镜检查。

总之，PPI 广泛使用以来，不同地区及人种的流行病学研究结果并未观察到胃癌发生率的升高，故长期大量使用 PPI 似乎未增加胃部恶性肿瘤的风险。然而，全球结肠癌的发病率呈上升趋势，目前的研究结果尚不能判定，长期大剂量使用 PPI 是否增加结肠癌的发生风险。关于预防和长期大剂量使用 PPI 对胃肠道良恶性肿瘤影响这一问题上，以下几点建议可能有积极的临床意义：①对于有 PPI 应用指征的患者，应用前对胃肠道恶性肿瘤的排查非常必要，同时，应用 PPI 期间规律的随访排查亦相当重要。②对于存在幽门螺杆菌感染或者其他胃肠黏膜损伤因素的患者，长期应用 PPI 之前，建议首先根除幽门螺杆菌治疗。③使用 PPI 期间要关注大便性状、排便习惯等下消化道的症状，规律实施结肠肿瘤的筛查工作。④在长期使用 PPI 的患者中，应当积极探索 PPI 应用具体方案的优化，如按需治疗的策略等，即能有相对满意的疗效，又能减少 PPI 使用总量。

二、PPI 应用是否会加重慢性萎缩性胃炎

慢性萎缩性胃炎是以胃黏膜上皮和固有腺体萎缩、数目减少、胃黏膜变薄、黏膜基层增厚、常伴肠上皮化生或不典型增生为特点的慢性胃炎。50 岁以上老年人近 50% 存在不同范围的胃黏膜腺体萎缩改变。

根据萎缩性胃炎血清免疫学检查与胃内病变分布，可将其分为 A 型（胃体为主，血清壁细胞抗体阳性，血清促胃液素增高，胃酸和内因子分泌减少或缺少，易发生恶性贫血）、B 型（胃窦部，呈多灶性分布，血清壁细胞抗体阴性，血清促胃液素多正常，胃酸分泌正常或轻度减低，无恶性贫血，较易并发胃

癌）、AB 型（同时累及胃窦、胃体）。我国萎缩性胃炎主要见于胃窦部，多数与幽门螺杆菌感染、胆汁反流、药物、吸烟、饮酒等相关。因胃窦部黏膜较胃体部黏膜通透性更强（H^+ 逆弥散的能力胃窦部强于胃底部 20 倍），胃窦的黏膜屏障作用比其他部位小，易受十二指肠液及其内容物反流的影响，故胃窦部最易受累。胃黏膜表面因反复受到损害，久之导致胃分泌腺体萎缩，胃黏膜变色、变薄、血管显露，胃酸分泌减少，消化功能减弱，胃蠕动功能失调等，从而形成慢性萎缩性胃炎。胃体部病变轻，故胃泌酸功能一般正常。胃窦部病变损害了幽门腺中的 G 细胞，促胃液素分泌减少，故一般血清促胃液素水平低下。

　　PPI 抑制胃酸分泌，下调泌酸黏膜的分泌功能，理论上有导致泌酸黏膜萎缩的风险。但另一方面，PPI 的使用能反馈性增加血清促胃液素水平，一定程度上，可纠正 PPI 所致的泌酸腺减少。近几年对长期 PPI 应用安全性问题研究颇多，有研究提出，长期抑酸治疗可导致具有促进泌酸腺体增殖的促胃液素分泌细胞代偿性增殖，从而导致高促胃液素血症。促胃液素对正常黏膜组织和肿瘤组织均具有促生长、分裂及营养作用，可能与胃黏膜增生、消化道息肉、肿瘤等黏膜病变的发生相关。胃泌素还可以通过下调脑肠肽（ghrelin）水平导致萎缩性胃炎。

　　然而，2014 年的一项 meta 分析显示，长期使用 PPI 并不会促进萎缩性胃炎和肠上皮化生。研究者纳入 7 组随机临床研究资料，共 1789 例参与者，服用 PPI 前通过胃镜和（或）病理活检证实没有胃黏膜恶性改变。试验组给予持续 6 个月甚至更长时间的 PPI 治疗。6 个月后评估胃镜和胃黏膜病理改变，比较胃癌前病变的进展，如萎缩性胃炎、肠上皮化生、胃黏膜上 ECL 增生和发育不良。Meta 分析显示，目前没有明确的证据表明，PPI 长期使用会导致或促进胃萎缩或肠上皮化生，但研究者认为，PPI 维持治疗的患者有 10%～30% 的可能性发生弥漫（简单）或局灶性的 ECL 增生，即增加胃类癌发生的可能性，以幽门螺杆菌阳性患者显著，但胃类癌在长期使用 PPI 治疗的患者中尚未被发现。这一结果的临床意义尚不确定。

理论上讲，PPI 抑制泌酸黏膜的分泌或增加原有幽门螺杆菌感染患者，幽门螺杆菌定植范围向胃体方向蔓延。有学者指出，这可能是 PPI 使用导致胃体腺体减少的重要原因。

总之，关于长期大剂量使用 PPI 是否引发胃体萎缩性胃炎的问题，以下观点和建议可能有积极的临床参考价值：①PPI 引发萎缩性胃炎的风险尚未得以证实，仍处于理论推测阶段。②从预防 PPI 致泌酸腺萎缩改变的意义出发，在开始大剂量长期使用 PPI 之前，建议做幽门螺杆菌感染的检查和处置。③消除其他萎缩性胃炎的病因亦相当重要，如药物、肠胃反流、营养不良等。④目前对于长期应用 PPI 是否导致萎缩性胃炎以及不良反应的认识相对不足。现有的 PPI 长期用药的安全性研究大多为回顾性队列研究或病例对照研究。尚需开展更多的长期前瞻性随机对照研究，为 PPI 的合理、安全应用提供高级别临床证据。

三、长期大剂量使用 PPI 与肠道及其他系统感染

消化道是与外界相通的开放系统，每天与大量病原物质接触。人体免疫系统分特异性免疫和非特异性免疫两个方面。胃酸的存在使得胃内环境不适合绝大多数病原微生物生存，从而为整个消化道提供了重要的非特异性保护。胃肠道黏膜本身及其拥有的庞大微生态环境可通过复杂的机制防止局部和全身感染的发生。

在增加感染风险方面，PPI 的抑酸作用可能有如下影响：①对近日随食物进入消化道的微生物首过杀灭作用减弱，正常情况下胃内 pH 为 1~2，足以灭活大部分随食物进入胃内的细菌，阻止它们进入肠道；而长期使用 PPI 的人群，其胃内 pH 可达到 6~7，未被胃酸杀灭的细菌易在消化道定植。②胃酸促进

餐后胰酶等消化酶的释放，过度抑酸可能降低小肠内食物的消化吸收效率，致远端肠道内微生物总量增加或远端肠道微生物定植范围向上蔓延扩大。③PPI 还可能抑制胃肠道运动、减缓胃排空和减少胃黏液等防御机制和功能，削弱胃肠道的自身防御和抗感染能力，增加胃肠道细菌过度增殖和感染的可能性。④在使用 PPI 的重症患者（如重症监护室患者）及其他高风险（体弱多病、合并使用抗生素等）人群中，肠道微生态的改变，加之抗生素的选择作用，易发生肠道微生物移位，造成条件致病微生物的感染（包括胃肠道及胃肠道以外的器官）。⑤血液中的 PPI 可能对抗炎、免疫细胞等有直接影响。休外研究发现，在诸多炎症细胞中，中性粒细胞对 PPI 最敏感，PPI 能抑制其杀菌作用。PPI 可以通过抑制白介素-8 诱导的免疫反应和多形核中性粒细胞胞质内的 Ca^{2+} 浓度等来抑制中性粒细胞的化学趋化作用、巨噬细胞的吞噬作用和中性粒细胞-内皮细胞黏附分子的表达。目前对 PPI 引发的感染风险增加的关注主要集中在胃肠道、呼吸道及腹膜感染。

（一）PPI 与胃肠道感染

1. 肠道艰难梭菌感染　PPI 所致胃肠道感染的主要表现是腹泻。长期服用 PPI 患者腹泻的发生率增加。艰难梭菌是导致医院获得性感染性腹泻的主要病原菌。近年来，PPI 与艰难梭菌感染的关系得到较多关注。至 2011 年，共有 27 篇关于使用 PPI 和肠道艰难梭菌感染相关性的文章发表，其中有 17 篇文章支持这种相关性。

艰难梭菌是厌氧菌，可形成孢子，耐酸的孢子一向被认为是艰难梭菌传播的主要载体。孢子在增殖期对酸非常敏感，但增殖期的孢子一直被认为对疾病的传播并不重要。孢子在小肠转化进入增殖期，小肠 pH 为碱性可促进其生存，因此人们一直认为胃液的酸度对艰难梭菌相关腹泻并不重要。在仓鼠模型中，75%的孢子在 1 小时内转变进入增殖期，人的胃排空时间可能远长于 1 小时，而且 PPI 还可延长胃排空时间。因此有学者推测在刺激艰难梭菌孢子转变进入增殖期过程中胆汁酸盐发挥了一定作用，而细菌过度生长可显著增加肠腔内未结合胆汁酸盐的浓度，另外，也有研究观察到胃食管反流病患者的胃内也会出现相应胆汁酸盐的环境。

研究显示，接受 PPI 治疗者的上段小肠存在细菌过度生长。艰难梭菌在潮湿的表面最长可存活 6 小时，在服用 PPI 患者的酸性胃内容物中也可存活。如果胃内 pH 升得足够高或者胆盐环境合适，芽胞可在胃内直接发芽增殖。事实上，过度使用抗生素才是肠道艰难梭菌感染的最常见原因，PPI 和抗生素同时使用在临床上十分普遍，需要把握相应药物的使用指征。

2. 其他肠道细菌感染 沙门菌在 pH<3.5 时很难生存，当 pH>3.5 时生存率逐渐加大；空肠弯曲杆菌在 pH>6.0 时生存率将明显升高，当大剂量 PPI 时胃内 pH 可能>6.0；大肠埃希菌在 pH>4.4 时方能增殖；李斯特菌在 pH≤2.0 时无法生存，当 pH≥5.0 时生存率逐渐增加，年老或者免疫缺陷的患者在使用 PPI 时，这类细菌的致命感染风险高。

（二）PPI 与肺部感染

PPI 增加肺部感染风险的机制包括：①抑酸作用引起的胃内 pH 升高不仅造成胃内细菌过度生长，带菌胃液的反流还会继发性地造成咽部细菌定植，当咽部的分泌物或反流到咽部的胃液发生误吸时，这些细菌就有可能进入下呼吸道繁殖，引起肺炎。②除壁细胞外，H^+-K^+-ATP 酶在呼吸道也有表达，如喉部和肺内的腺体，PPI 对这些腺体的抑制可能也会降低呼吸道局部的非特异性免疫。③PPI 所致肠道微生物总量增加以及胃肠黏膜防御机制减弱，在某些情况下易发生细菌移位，导致肺部感染。

1. 社区获得性肺炎 大规模病例对照研究表明，长期使用 PPI 确实增加社区获得性肺炎的发病风险，正在使用 PPI 者风险高于已停用者，而且在正使用者中存在剂量效应关系。但有趣的是，研究发现随着用药时间的延长，社区获得性肺炎的发病率并不会增加，患者罹患的风险逐渐下降。出现这一现象可能因为长期使用 PPI 的人群中胃食管反流病患者占较大比例，该研究未排除因胃食管反流而造成的吸入性肺炎。

2. 医院获得性肺炎　理论上，使用 PPI 能使胃液 pH 升高增加肺部感染的风险，而且已有研究应用质粒图谱、酶切图谱和随机扩增多态性 DNA 等分子生物学技术对气管切开患者的胃-咽-下呼吸道细菌进行同源性分析，证明其有很高的同源性，存在胃-咽-下呼吸道的逆行感染途径。随着胃液 pH 升高，当 pH≥4 时，胃内定植细菌总数明显增加。已有的临床对照研究的结果尚有争议。2008 年英国学者 Sultan 等就 PPI 与重症监护室（ICU）内呼吸机相关性肺炎的关联性进行了 Meta 分析，在最后入选的 7 项研究中（2586 例患者），仅有一项大剂量奥美拉唑研究显示呼吸道感染的发生率显著高于对照组，但综合后的 Meta 分析显示差异无显著性。随后的诸多国内外临床对照研究提示，PPI 与医院获得性肺炎有显著的相关性。2009 年 Herzig 等通过对63 878例次的住院病例进行多变量回归及倾向性评分分析发现，PPI 与医院获得性肺炎有显著的相关性，H_2RA 没有这种相关性。国内也有多项研究报道危重患者长期使用 PPI 院内获得性肺炎发生率显著高于未使用者。

虽然诸多研究结论总体倾向于使用 PPI 能增加肺部感染的风险，但是权衡利弊，重症患者应激性溃疡的发生概率大，可能导致消化道大出血等严重后果，使用 PPI 能使患者获益更多。因此，2008 年颁布的国际严重感染和感染性休克治疗指南中推荐 H_2RA 和 PPI 作为重症患者预防应激性溃疡的首选，推荐等级分别为 1A 和 1B。

（三）自发性腹膜炎

从理论上讲，使用 PPI 可导致胃肠道细菌过度繁殖，肠道菌群紊乱。肝硬化患者肠壁水肿，肠道通透性增高，对细菌的屏蔽作用减弱，应用 PPI 可能增加自发性腹膜炎风险。但是临床研究结果不一致，早期的多中心大样本前瞻性研究结果显示，肝硬化患者自发性细菌性腹膜炎的发生与 PPI 无关；而近期有 meta 分析提示使用 PPI 可能增加肝硬化患者发生自发性细菌性腹膜炎的风险。

　　总之，使用 PPI 从理论上可导致胃肠道细菌过度繁殖，胃肠道致病菌数量显著增加，患者并发胃肠道感染和呼吸道感染的概率相应增加。迄今为止，临床研究也倾向于支持这种推测，但是尚存一定的争议。在老年人、儿童和危重患者等人群中进行相关研究以支持上述结论。

　　在长期大剂量使用 PPI 是否增加胃肠道或其他系统的感染风险及相应的预防策略，总结如下：严格把握 PPI 用药指征，尤其在感染高风险人群；权衡利弊，谨慎考虑使用的剂量和疗程；适当联用抗反流、改善消化效率、抗生素及肠道微生态制剂等。

四、大剂量长期使用 PPI 与营养要素缺乏

　　PPI 通过阻碍胃壁细胞 H^+-K^+-ATP 酶发挥抑制胃酸分泌的作用，是目前最有效的胃酸分泌抑制剂和抗溃疡药物。它被广泛应用于消化性溃疡、根除幽门螺杆菌、佐林格-埃利森综合征、胃食管反流病和上消化道出血等酸相关性疾病的治疗。因其具有高效、低毒等特点，已成为全球常用的处方药之一。随着 PPI 在临床实践中的广泛应用，其导致的一些不良反应也越来越受到人们的关注。在本节中，我们将围绕长期大剂量使用 PPI 与营养要素缺乏展开讨论。

（一）PPI 可能增加骨折风险及其对钙吸收的影响

　　PPI 的应用可能是骨折的一项较弱的危险因素，作为证据的文献质量等级相对较低，并且存在强烈的混杂因素影响的可能性。对 PPI 用药为何可能增加骨折风险目前还不清楚，也没有

推荐对服用 PPI 治疗的患者采取额外的措施，包括补钙及骨矿物质密度测定的推荐意见。

新近的一些研究观察了 PPI 用药与骨折风险之间的关系，然而，结果并不一致。这些研究中存在显著的临床及统计学异质性。目前还没有确认服用 PPI 与骨折风险增加之间是否具有明确的关系。2010 年，Corley 等在 *Gastroenterology* 上发表了一项研究，采用 Kaiser Permanente 医疗中心的数据，发现服用 PPI 两年以上的患者与未服用 PPI 者相比，骨折风险增加 30%（*OR* 1.30，95%*CI* 1.21~1.39）。这种相关性呈剂量依赖，在服药剂量高于 PPI 日平均剂量的患者中具有骨折风险增加的趋势。不过，没有观察到显著的疗程-反应关系。另外，只在至少具有一项可识别的骨折风险因素的患者中观察到了这种相关性，没有其他可识别的危险因素的患者中 *OR* 为 0.66（95%*CI* 0.38~1.12）。

然而，也有研究提示 PPI 用药与骨折风险之间不存在正相关。Kaye 及 Jick 对英国全科研究数据库进行了一项 II 期研究。在 I 期研究中，他们识别了髋部骨折的患者及其匹配对照，发现了 20 项与髋部骨折风险相关的临床危险因素。II 期研究中，他们排除了在 I 期研究中发现的具有任何危险因素的髋部骨折患者，并增加了新的匹配对照。研究者证实，排除了具有临床危险因素的患者后，PPI 用药者的髋部骨折风险没有增加。研究者们认为，那些显示 PPI 用药与髋部骨折之间存在正相关的研究可能没有去掉全部残留的混杂因素。

近期的一项关于评价服用 PPI 对于骨折结局风险的观察性对照研究的 Meta 分析及系统综述中，研究者纳入了 6 项病例对照研究及 4 项队列研究，涉及 223 210 例骨折病例。合并分析中，PPI 治疗与髋部（*OR* 1.25，95%*CI* 1.14~1.37）或椎骨骨折（*OR* 1.50，95%*CI* 1.32~1.72）之间仅具有较弱的相关性。另外，这些研究之间存在显著的临床及统计学异质性。研究者们提出对这些结果应该谨慎地解释，因为 PPI 用药与骨折之间的相关性并不强烈，并且没有观察到剂量依赖或疗程依赖的效应。只是通过观察性研究观察到相关性时，是不能确立因果关系的。所证实的这种效应无法从可能的残余混杂因素或效应修正中清楚地分离出来。

同时，研究者也提出了一些解释 PPI 用药与骨折风险增加之间可能存在关联的潜在机制。这些机制之一为在 PPI 引起的胃酸分泌减少的情况下钙吸收减少。钙以离子状态被小肠吸收。正常情况下，含钙食糜到达小肠之前，酸性胃液和十二指肠近端的微酸性环境使其中的钙游离出来，成为可以吸收的离子钙。PPI 的强力抑酸作用破坏了胃和十二指肠上段的酸性环境，使钙不能离子化而留存在食糜中，影响其吸收。钙长期吸收不足将引起血钙浓度降低，刺激甲状旁腺素释放，继而促进破骨细胞介导的骨质吸收，导致骨质疏松，从而增加骨折的发生率。另一种可能是，服用 PPI 可能通过作用于骨更新中的破骨细胞导致了骨折风险的增加。空泡质子泵（与壁细胞的质子泵相似）位于破骨细胞的皱褶缘。这些质子泵的活动所产生的酸环境帮助了骨基质的溶解及参与骨吸收的蛋白酶的激活。PPI 可能抑制这些破骨细胞的质子泵，导致破骨细胞功能减退。对 PPI 用药增加骨折风险机制的其他推测包括叶酸、核黄素及维生素 B_{12} 的吸收减少，这些物质吸收减少后影响血浆总同型半胱氨酸水平，而同型半胱氨酸水平与髋部骨折风险及骨矿物质密度降低有关。还有一种可能是，一些长期应用 PPI 治疗的患者可能存在与其潜在疾病有关的不适当的饮食习惯，这些习惯可能会造成营养缺乏，从而间接影响骨代谢。

（二）PPI 与低镁血症

目前，美国食品药品管理局（FDA）已经建议对应用 PPI 治疗的患者监测血清镁浓度。PPI 引发低镁血症的机制及发生率均不清楚。在确实需要 PPI 治疗的患者中不应停药，不过应该采用最小有效剂量并且只在有临床指征时才给予用药。

2006 年，Epstein 等报道了 2 例与 PPI 用药有关的低镁血症。2 例患者均以服用奥美拉唑时出现的足、腕部及躯干痉挛起病，并被发现患有低镁血症性甲状旁腺功能减退症。发病时血清及尿镁水平均有降低，在停用 PPI 后恢复正常。1 例患者在给予埃索美拉唑后再次出现低镁血症。研究者们推测他们报道的这 2 例病例可能只是长期服用 PPI 治疗的患者中的"冰山一角"。

此后又有 8 份 PPI 相关的低镁血症的报告发表，共 24 例患者。这些报告结合美国 FDA 的不良反应上报系统中的报告，促使美国 FDA 于 2011 年 3 月 2 日发布了对于长期服用处方的 PPI 可能造成血清镁浓度降低的通告。

此前的研究显示，短期应用 PPI 对镁吸收不具有可检出水平的影响。迄今为止所描述的 PPI 相关低镁血症的患者在出现及诊断低镁血症之前已经服用 PPI 至少 1 年（最长者达 13 年）。多种 PPI 与低镁血症有关，表明这种效应是一种类效应。目前为止，还没有低镁血症是 PPI 治疗的一种剂量依赖性不良反应的证据。所报道的许多患者一直在服用不超过标准剂量的 PPI。

虽然我们对 PPI 相关性低镁血症的发生率没有清楚的了解，目前可能对这一现象还认识不够。PPI 的应用是极其常见的，但还没有在服用 PPI 的患者中习惯性地检测血清镁（或其他电解质）水平。美国 FDA 强调在一些 PPI 用药者中低镁血症可能是症状性的。一部分患者［包括老年人和应用利尿药和（或）地高辛治疗的患者］使用 PPI 可能更易引起低镁血症。目前还没有对于在服用 PPI 患者中监测镁浓度的明确指南。美国 FDA 建议处方医师在将要开始 PPI 治疗的患者中检测基线血清镁浓度并在治疗过程中考虑到定期监测。现有的证据全部来自于病例报道及小规模的病例研究，表明在某些服用 PPI 超过 1 年，并可能需要继续 PPI 治疗的患者中检测镁浓度是合理的。可能具有特别危险的患者包括具有潜在的出现低镁血症的其他危险因素（比如应用利尿剂或既往行肠道切除）的患者。医疗保健从业人员需要学会识别低镁血症及相关电解质异常的临床表现。长期应用 PPI 治疗，伴其他并发症，如糖尿病或心血管疾病的患者，即使没有症状，也可能会从偶然的镁和钾水平监测中获益，因为这类患者群体中低镁血症风险较高。对于应用 PPI 治疗且出现低镁血症的患者最优化的处理是个体化，这取决于临床表现的性质。如果没有继续应用 PPI 的明确需要，则应停用 PPI。如果有应用 PPI 治疗的明确适应证，以所能给予的最低剂量继续应用 PPI 治疗可能是可行的。同时应给予补镁治疗，不过这一用法还没有接受前瞻性的评估。用 H_2RA 取代 PPI 治疗的方法是否恰当还有待评价，这取决于最初应用 PPI 的根本原因。比如，H_2RA 可能无法充分地控制一些胃食管反流病患者的症状或为服用非甾体抗炎药治疗患者的溃疡性相关性出血提供充足的保护。

（三）PPI 对铁吸收的影响

人体对铁的吸收分为血红素铁和非血红素铁两种形式，胃酸在后者的吸收过程中起了很重要的作用。与钙相似，铁盐必须在胃酸的作用下解离成可溶性的铁离子后才能吸收。体外实验表明，只有在 pH<2.5 的条件下，放射性核素标记的铁离子才能游离出来，游离铁离子的浓度与酸度呈线性相关。同时，在酸性环境中，三价铁更容易还原为可吸收的二价铁，更多地与活性维生素 C、糖类、胺类形成复合物，有利于其在十二指肠的吸收。Hutchison 等的研究间接证明了 PPI 对铁离子吸收的干扰。他们将 PPI 用于血色病的治疗，显著减少了患者非血红素铁的吸收，接受治疗的患者平均所需的放血量每年从 2.5 L 减少为 0.5 L。但是，并无研究发现长期使用 PPI 导致缺铁性贫血，代偿机制亦不明确。

（四）PPI 对维生素 B_{12} 吸收的影响

食物中的维生素 B_{12} 是与蛋白质相结合而存在的，胃酸及胃蛋白酶的蛋白水解作用使之与食物蛋白分离，游离出来后与 R 蛋白及内因子结合，到达回肠末端被吸收。因此，理论上，抑酸治疗会影响食物中维生素 B_{12} 的吸收，但研究数据差异较大。Termanini 等观察了 111 例佐林格-埃利森综合征患者，在服用奥美拉唑平均 4.5 年后出现了血清维生素 B_{12} 浓度的显著下降。Koop 等发现，在使用奥美拉唑的前 3 年中，受试者血清维生素 B_{12} 水平保持在正常范围内，继续延长观察时间则出现了一个小而明显的下降趋势。Hirschowitz 等报道，在接受平均 18 个月的抑酸治疗后，29%的患者出现了维生素 B_{12} 的缺乏。但也有研究在服用 PPI 18~56 个月的观察中未发现血清维生素 B_{12} 浓度的下降。有学者认为，在某些特定条件下，如奥美拉唑慢代谢者、幽门螺杆菌阳性伴萎缩性胃炎者及长期大剂量服用者，PPI 会对维生素 B_{12} 吸收产生影响。

总之，长期大剂量使用 PPI 的确会增加某些营养要素缺乏的风险。主要机制可能包括影响了营养成分的消化吸收效率、黏膜的吸收转运功能减退、肠道微生态改变所致的营养要素产生减少等。因此，为避免 PPI 长期大量服用引发营养要素的缺乏，应当尽力做到：对于长期和大剂量服用者，一定要权衡利弊，适时、适当调整 PPI 的剂量和疗程，辅以改善消化效率、添加易缺乏的营养要素、改善肠道微生态的治疗等。

五、PPI 与其他药物相互作用相关的安全性

随着 PPI 的广泛和长期使用，相关不良反应陆续见诸报道，引起了人们的关注。本节将围绕 PPI 与药物相互作用间的相关安全性问题展开讨论，为临床合理应用 PPI 药物提供参考。

PPI 可与多种药物相互作用，影响其他药物的作用机制主要有两类。一类是由于 PPI 可以抑制胃酸分泌，使胃内 pH 发生改变，影响其他药物的吸收；另一类是由于 PPI 主要通过肝细胞色素（CYP）450 代谢，因而与其他经 CYP450 代谢药物竞争代

谢通路。当 PPI 与弱酸、弱碱性药物及通过 CYP450 代谢的药物同时服用时，尤其是治疗窗狭窄的药物（如地高辛、苯妥英、华法林等），往往影响后者的疗效或安全性，需要考虑调整给药剂量。

（一）PPI 对其他药物吸收的影响

由于 PPI 抑制胃酸分泌的能力较强，使胃内 pH 明显升高，影响一些弱酸性或弱碱性药物的吸收。例如，酮康唑是一种弱碱性药物，它的溶解和吸收随着胃内 pH 的升高而减少；相反一些弱酸性药物的吸收，则随胃内 pH 的升高而增加。由于 pH 的升高，一些对酸不稳定的药物在胃中被破坏减少（如地高辛在胃中水解减慢），药物吸收和血药浓度增加；一些缓释、控释制剂受到破坏，药物溶出增多。另外，PPI 可使铁剂、铋盐、钙盐及维生素 B_{12} 等的吸收减少。

（二）PPI 对其他药物代谢的影响

PPI 均通过肝代谢，代谢依赖多种 CYP450 同工酶（主要是 CYP2C19 和 CYP3A4），因此 PPI 能影响通过 CYP2C19 和 CYP3A4 代谢的药物。另外，奥美拉唑和兰索拉唑还可诱导 CYP1A2 活性，影响如茶碱和咖啡因的代谢，但此种影响无明显临床意义，不必调整剂量。

奥美拉唑可影响多种药物的代谢，如可增加咖啡因的代谢及减少苯妥英、华法林、卡马西平等的清除，由于苯妥英、华法林的治疗窗狭窄，因此合用时需要对患者进行血药浓度监测。泮托拉唑和雷贝拉唑与其他药物发生的相互作用则相对较少，原因可能是泮托拉唑与 P450 同工酶亲和力相对较弱，而雷贝拉唑可通过非酶代谢。

（三）PPI 与氯吡格雷之间的相互作用

氯吡格雷是噻吩并吡啶类抗血小板药物，活性代谢产物可阻断二磷酸腺苷（ADP）对腺苷酸环化酶的抑制作用，从而抑制血小板聚集。故与阿司匹林联用作为经皮冠状动脉介入术后双重抗血小板药物以减少远期心血管事件。而双重抗血小板治疗会加大消化道出血风险，故临床上常在双重抗血小板治疗的同时加用 PPI 以预防消化道出血。

近年来，有研究者提出 PPI 与氯吡格雷之间可能存在降低氯吡格雷的抗血小板作用，继而可能降低其预防心血管（CV）事件获益的顾虑。不过研究结论有所不同：并非所有研究都认为这种相互作用具有临床意义。目前，美国胃肠病学会、美国心脏病学会基金会及美国心脏病学会在 2010 年 12 月发表了对此前共识意见的更新指南。他们的结论是 PPI 对于接受氯吡格雷治疗的患者中心血管结局的影响在各项研究中结果不一致，不过不能除外存在临床重要的相互作用的可能性。他们建议采取对不同患者根据胃肠道和心血管疾病的风险/获益平衡决定用药的方法。对于接受抗血小板治疗的患者，如果胃肠道并发症的风险显著增加，则应给予这些患者 PPI 治疗。

1. 氯吡格雷与 PPI 之间相互作用的药理学基础　为了发挥抗血小板效应，氯吡格雷必须首先在肝内转化为一种活性代谢产物，然后与血小板的 P2Y12 腺苷二磷酸受体不可逆结合从而抑制血小板聚集。氯吡格雷在肝内需要两种连续的氧化反应来生成活性代谢产物。CYP450 的多种同工酶参与了这些反应，这些同工酶包括在 PPI 的代谢过程中也发挥重要作用的 CYP2C19。PPI 主要由 CYP2C19 转化为非活性的代谢产物，CYP3A4 和 CYP2C9 也参与了 PPI 的代谢，不过发挥的作用较小。对于一种或更多的 PPI 与氯吡格雷之间通过与 CYP2C19 的竞争性结合而产生相互作用具有理论上的可能性。如果存在这种作用，那么它将减少氯吡格雷向其活性代谢产物的转化。研究者已经发现了多种功能丧失的 *CYP2C19* 等位基因，这些功能丧失的等位基因与服用氯吡格雷的患者中负性心血管事件的风险增加有关。不过，这些功能丧失的等位基因只能解释大约 12% 的氯吡格雷反应的变异。

2. 联合服用 PPI 和氯吡格雷及其心血管结局　2010 年发表
的数篇系统综述评价了服用氯吡格雷的患者中 PPI 用药与恶化
的心血管结局之间的相关性，其中 5 篇对相关结果进行了 Meta
分析。对于心肌梗死（MI）及主要负性心血管事件（MACE）
结局相关性的各项研究存在异质性。以 MI 作为评价结局的 3 篇
Meta 分析结论均为 PPI 用药在服用氯吡格雷的患者中与显著增
加的 MI 结局相关。另外，这些研究均发现了 PPI 与 MACE 之间
的相关性，其中一部分具有统计学意义。然而，对于 PPI 与患
者死亡率的相关性研究，Meta 分析得出的结果并不一致。两项
研究没有发现相关性的证据，而一项研究显示服用 PPI 治疗的
患者的死亡率更高，结果具有统计学意义。

　　另外 2 篇 meta 分析评价了不同的 PPI 与 MACE 之间的相关
性，结论不一。Hulot 等发现奥美拉唑与 MACE 的风险增加显著
相关（*OR* 1.37，95%*CI* 1.27~1.47）。而 Siller-Matula 等对奥美
拉唑和泮托拉唑进行了亚组分析，两项分析均没有统计学意义。

　　此外，氯吡格雷与胃肠道事件优化试验（COGENT）发表
于 2010 年 12 月。这是一项国际性、随机、双盲、双模拟、安慰
剂对照的 III 期研究。3873 例患者中对以固定剂量联用氯吡格雷
75 mg，每天 1 次及奥美拉唑 20 mg，每天 1 次与单用氯吡格雷
75 mg 进行了比较。多数患者曾患急性冠脉综合征或 MI 和
（或）已经接受 PCI 治疗及支架置入。所有患者还接受了小剂量
阿司匹林治疗。与单用氯吡格雷相比，氯吡格雷与奥美拉唑联
合治疗与上消化道大量出血事件的发生率呈负相关性，差异有
显著性。另外，联合治疗对心血管死亡、非致死性 MI、冠状动
脉再血管化治疗或缺血性脑卒中的复合终点没有可证实的影响。
遗憾的是，COGENT 因经费原因提前终止。因此，患者的实际
随访时间短于计划时间，这导致所发生的心血管或胃肠道事件
较少。尽管存在这种局限性，这项研究仍然是目前所能得到的
质量最高的证据。在服用氯吡格雷的患者中，目前已有的随机

对照试验证实，PPI 联合治疗降低了新发胃肠道负性事件（包括出血）及溃疡复发的风险。另外，随机对照试验数据表明，PPI（奥美拉唑）联合治疗不增加负性心血管结局的风险。

　　然而，美国 FDA 不建议给应用氯吡格雷治疗的患者服用奥美拉唑及艾司奥美拉唑。他们于 2009 年 11 月 13 日及 2010 年 10 月 14 日进行了两次更新。美国 FDA 是根据药代动力学及药效动力学研究提出这项声明的，这些研究显示"隔开氯吡格雷及奥美拉唑的给药时间不会使药物相互作用减少"。之后，这些研究于 2011 年发表。美国 FDA 继续"对同时应用氯吡格雷和奥美拉唑提出警告，因为同时用药可导致氯吡格雷的活性代谢产物水平及抗血小板活性显著降低"，并强调"这一推荐意见仅适用于奥美拉唑，而非全部 PPI"。欧洲药品管理局在 2010 年 3 月发表的声明是"对全部 PPI 的分类警告已为仅针对同时应用奥美拉唑或埃索美拉唑及氯吡格雷提出劝阻的警告替代"。

（四）其他药物与 PPI 的相互作用

　　由于 PPI 主要由 CYP2C19 或 CYP3A4 代谢，因此 CYP2C19 或 CYP3A4 的诱导剂和抑制剂也可能与 PPI 发生相互作用，如利福平类抗菌药可诱导 CYP2C19 或 CYP3A4，两者并用时，使 PPI 的疗效降低；反之，CYP2C19 抑制剂（如苯环丙胺、地西泮、胺碘酮等）和 CYP3A4 抑制剂（如大环内酯类抗生素、咪唑类抗真菌药等）均可增高 PPI 的血药浓度。雷贝拉唑由于存在非酶代谢途径，受其他药物影响较小。另外，硫糖铝可使奥美拉唑和兰索拉唑的吸收延迟，使生物利用度降低。抗酸剂与 PPI 无相互作用。

　　综上所述，临床在应用 PPI 时应充分考虑到其与其他药物的相互作用，权衡利弊，掌握联合用药的配伍禁忌，从而减少不良反应及不良预后。

六、PPI 应用与肠道微生态改变

出生后由于和空气、饮食及外界环境接触，数小时内即有细菌进入体内并定植。正常情况下，这些细菌并不致病，菌落也基本终身不变，定居在肠道的就称为肠道正常菌群。其中常见的以均数顺序依次为类杆菌、双歧杆菌、肠杆菌、乳酸杆菌、肠球菌、梭菌、葡萄球菌和酵母样菌，99.9%是以双歧杆菌和类杆菌为主的专性厌氧菌。0.1%是以肠杆菌科细菌为主的兼性厌氧菌。肠道菌群按功能分 3 类：①有益菌有类杆菌、优杆菌、消化球菌、双歧杆菌，促进维生素、蛋白质合成，辅助消化、吸收，防止外袭菌，刺激免疫功能，保持健康。②双向菌有乳杆菌、大肠埃希菌、链球菌、韦荣球菌，肠内腐败（NH_3、H_2S、酶、胺、酚）产生致癌物、毒素，促进老化。③有害菌有韦氏梭菌、葡萄球菌、变形杆菌、假单胞菌，有致病性，感染皮肤、黏膜、脏器，血行传播。

肠道菌群与宿主处于共生的状态，是进化的结果。宿主为肠道菌群提供其生命活动的场所，并且对肠道菌群不引起强烈的免疫反应（免疫耐受状态）。肠道菌群对宿主发挥着必要的生理功能：防御感染与增强肠道屏障功能，抑制致病菌的生长，使肠杆菌、粪链球菌、铜绿假单胞菌、梭形芽胞菌不能繁殖，促进免疫系统发育成熟，并参与免疫应答调节，参与营养吸收及代谢，延缓衰老，抗肿瘤。肠道微生态是对健康状态的积极评价，根本性影响黏膜免疫系统的结构和功能。微生态改变能成为各种小肠功能失调的致病原因（包括肠易激综合征），另外类杆菌属、梭菌属的细菌可增加动物结肠癌的发病率，而乳酸杆菌和双歧杆菌则可以防止肿瘤发生。因此控制肠道微生态可能为有效的预防和治疗措施。

PPI 可能通过以下几方面的机制对肠道微生态产生影响：①PPI抑制胃酸分泌，降低胃酸对随食物进入消化道的微生物首过杀灭作用。②PPI抑制胃酸，使餐后近端小肠的胃酸刺激减弱，减少消化酶的释放，致小肠内消化效率降低，远端肠道营养物质过剩，致肠道微生物总量上升，定植范围向近端扩散。③PPI的使用可能对胃肠道黏膜的增生以及黏液产生等功能状态产生影响，对肠道微生态的防御机制减弱。④PPI致抗炎免疫细胞功能受损，降低消化道黏膜对微生物的抵抗作用。

胃酸是机体防止上消化道出现细菌异常定植的重要屏障。因此，理论上长期使用PPI抑酸治疗有可能促进消化道近端出现远端菌群或真菌的异常定植，导致腹泻发生率增加。

PPI长期使用增加外源性有害肠菌群的感染研究显示，PPI长期使用使艰难梭菌、沙门菌、志贺菌、弯曲杆菌感染相关的风险增加。长期应用PPI与艰难梭菌感染相关。与不使用PPI的患者相比，应用PPI的患者艰难梭菌感染的风险增加0.6～2.0倍，PPI的应用可能是艰难梭菌感染的一个独立危险因素。

PPI改变生活在肠道的微生物种群，2015年 *Gut* 发表的一篇文章，对荷兰115例成年人的肠道微生物进行分析，这些参与者中有些是健康的，有些患有胃肠道疾病。参与者报告了他们目前药物的使用情况，在一份调查问卷中指出肠道问题，同时提供粪便样本用于微生物脱氧核糖核酸（DNA）分析。只有约10%的参与者（211例）正在应用PPI，粪便样本分析发现，肠道微生物种类多样性较低，口腔寄生菌在PPI使用者的粪便中更多见，肠球菌属、链球菌、葡萄球菌和潜在的致病性大肠埃希菌增多。这种改变导致了不健康的肠道微生态。在种群水平上，PPI对这种改变起到的作用远大于抗生素或其他常用药物。最近另一篇大样本量的队列研究以双胞胎为研究对象，这样可以减少研究对象的内环境和遗传因素对PPI使用和肠道微生态的影响，试验组服用8周PPI，对照组未服用。试验开始和结束后收集1827对健康双胞胎的粪便标本，分析PPI应用与肠道微生物的关系。结果发现，使用8周PPI后放线菌和食管中乳酸杆菌的数量增加，链球菌属也增加，研究对象出现烧心症状。

PPI 长期使用可引起小肠污染综合征，在胃大部切除，萎缩性胃炎，服用 PPI、H_2RA 致胃酸减少或小肠动力减弱时，可导致空肠内细菌数量显著增多。任何引起小肠上段淤滞的因素均可使小肠菌群增加。如小肠中结肠型菌群的增加可伴发各种代谢紊乱，包括脂肪泻、维生素缺乏及碳水化合物吸收不良等。尽管菌群含有需氧菌和厌氧菌，然而在本病中厌氧菌是引起本病生理性紊乱的主要原因。拟杆菌族是体内引起非结合胆盐增加的主要原因。

约 1/3 的小肠污染综合征患者有脂肪吸收不良，临床表现为脂肪泻，发生机制主要是小肠中肠菌明显繁殖，影响胆汁酸的代谢，使游离胆盐增加，导致三酰甘油和脂酸不能被充分吸收，此外，脂酸与 Ca^{2+} 结合形成钙皂，肠脂酸被肠菌羟化，具有蓖麻油一样的致泻作用。不是所有的细菌都能结合形成非结合胆汁酸，大多数拟杆菌、韦荣球菌、肠球菌、双歧杆菌和梭状芽孢杆菌具有这种酶系统。

维生素 B_{12} 吸收不良是本病的常见症状，严重者可发生神经系统病变，小肠污染综合征时胃分泌的内因子无异常，回肠维生素 B_{12} 受体和吸收功能均正常。当空肠内菌群过度繁殖时，细菌竞争性利用维生素 B_{12}。许多细菌能结合游离维生素 B_{12}，以厌氧菌的作用最强，但细菌对已与内因子相结合的维生素 B_{12} 亲和力较对游离维生素 B_{12} 低 $20\% \sim 90\%$。被细菌结合的维生素 B_{12} 初期仍能被内因子夺去，因为此时维生素 B_{12} 仅结合于细菌表面，一旦维生素 B_{12} 进入菌体内，便不能再被内因子结合。小肠内的细菌还可将维生素 B_{12} 代谢为无活性的钴硼酰胺（combamide），后者可封闭内因子和回肠维生素 B_{12} 受体，阻碍维生素 B_{12} 吸收，甚至可置换已储存在肝内的维生素 B_{12}，由于不被以能吸收的形式利用，所以患者缺乏维生素 B_{12}，可引起巨幼细胞贫血。

本病 70%~90% 的病例有低蛋白血症，必需氨基酸浓度降低，偶有严重营养不良。导致低蛋白血症的原因是综合性的，其中包括：①本病患者肠内细菌每小时约利用营养物 5.25 g，以致消耗大量蛋白质。②本病肠黏膜内原用于消化吸收蛋白质的肠激酶活力减弱，胰蛋白酶活力降低。③内源性蛋白质从肠壁丢失增多。反之，蛋白质营养不良可加剧肠黏膜损害，使胰腺外分泌功能减低，从而使已存在的小肠菌群增殖和吸收不良更为严重。因此，本病中蛋白质营养不良系小肠菌群持续过度繁殖的维持因素。

在患儿中糖吸收不良多见。虽然成人病例的葡萄糖耐量试验结果正常，但是约 2/3 的空肠憩室病例的木糖耐量异常。因为刷状缘水解酶降低，乳糖酶降低更显著，所以黏膜摄入单糖也有问题。菌丛又能利用未吸收的碳水化合物及蛋白质产生短链脂肪酸及有机酸，使膳食中脂肪吸收困难，并在到达大肠后引起渗透性腹泻。

虽然肠内细菌制造叶酸，空肠吸收叶酸可导致本病患者肠管内和血中叶酸浓度常升高，但是由于细菌同时能释放分解叶酸的酶（主要是乳酸杆菌），因此有些患者亦可出现叶酸缺乏症。

正常微生物群不仅是人类或动物长期进化的结果，而且是研究人类或动物生理学和健康的根本依据。当今已把微生物的作用，从主要是致病作用的观点转移到主要是生理作用的观点。人体或其他生物体所携带的正常微生物群即微生态系统应当成为宿主的一个新的生理功能系统。总之，长期大剂量使用 PPI 的患者，要关注其可能对肠道微生态产生的影响，并加以预防。有效预防 PPI 使用可能造成的肠道微生态改变，可以适当采用以下策略：适时调整 PPI 的使用策略（包括 PPI 种类的选择，使用的剂量和疗程等），辅以改善消化效率、维系肠道微生态的治疗措施。

参 考 文 献

[1] Kuipers EJ. Proton pump inhibitors and gastric neoplasia. Gut, 2006, 55（9）: 1217-1221.

[2] Yeomans ND, Dent J. Review: Alarmism or legitimate concerns about long-term suppression of gastric acid suppression. Aliment Pharmacol Ther, 2000, 14（3）: 267-271.

[3] Neal K, Logan R. Potential gastrointestinal effects of long term acid suppression with proton pump inhibitors. Aliment Pharmacol Ther, 2001, 15（7）: 1085-1086.

[4] Watson SA, Smith AM. Hypergastrinemia promotes adenoma progression in the APC（Min-/+）mouse model of familial adenomatous polyposis. Cancer Res, 2001, 61（2）: 625-631.

[5] Yang YX, Hennessy S, Propert K, et al. Chronic proton pump inhibitor therapy and the risk of colorectal cancer. Gastroenterology, 2007, 133（3）: 748-754.

[6] Van Soest EM, Van Rossum LG, Dieleman JP, et al. Proton pump inhibiters and the risk of colorectal cancer. Am J Gastroenterol, 2008, 103: 966-973.

[7] Graham DY Genta RM. Long-term proton pump inhibitor use and gastrointestinal cancer. Curr Gastroenterol Rep, 2008, 10（6）: 543-547.

[8] Chen S, Song X, Gao X, et al. Proton pump inhibitors and the risk of colorectal cancer. J Clin Gastroenterol, 2011, 45（2）: 177.

[9] Ahn JS, Eom CS, Jeon CY, et al. Acid suppressive drugs and gastric cancer: a meta-analysis of observational studies. World J Gastroenterol, 2013, 19（16）: 2560-2568.

[10] Ahn JS, Park SM, Eom CS, et al. Use of proton pump inhibitor and risk of colorectal cancer: a meta-analysis of observational studies. Korean J Fam Med, 2012, 33（5）: 272-279.

[11] 陈仕才, 宋新明, 陈志辉, 等. 质子泵抑制剂与结直肠癌发病率的Meta分析. 消化肿瘤杂志（电子版）, 2010, 02（4）: 234-238.

［12］赵江，王东. 质子泵抑制剂长期应用所致高胃泌素血症的研究进展. 中国民族民间医药，2010，19（16）：13-15.

［13］范昭豪，邓亮，钟永煜，等. 中长期应用质子泵抑制剂与胃癌及癌前病变的相关性. 实用医学杂志，2014，30（3）：469-471.

［14］Han YM, Pak JM, Kangwan N, et al. Role of proton pump inhibitors in preventing hypergastrinemia-associated carcinogenesis and in antagonizing the trophic effect of gastrin. J Physiol Pharmacol, 2015, 66（2）：159-167.

［15］Han YM, Hahm KB, Park JM, et al . Paradoxically augmented anti-tumorigenic action of proton pump inhibitor and Gastrinin APC Min/+ intestinal polyposis model . Neoplasia, 2014, 16（1）：73-83.

［16］Rau TT, Sonst A, Rogler A, et al. Gastrin mediated down regulation of ghrelin and its pathopysiological role in atrophic gastritis. J Physiol Pharmacol, 2013, 64（6）：719-725.

［17］Bavishi C, Dupont HL. Systematic review：the use of proton pump inhibitors and increased susceptibility to entericinfection. Aliment Pharmacol Ther, 2011, 34（11-12）：1269-1281.

［18］Tleyjeh IM, Bin Abdulhak AA, Riaz M, et al. Association between proton pump inhibitor therapy and clostridium difficile infection：a contemporary systematic review and meta-analysis. PLoS One, 2012, 7（12）：e50836.

［19］Altman KW, Waltonen JD, Hammer ND, et al. Proton pump（H/K-ATPase）expression in human laryngeal seromucinous glands. Otolaryngol Head Neck Surg, 2005, 133（5）：718-724.

［20］Hicks P, Cooper DJ, Webb S, et al. The Surviving Sepsis Campaign：International guidelines for management of severe sepsis and septic shock：2008. An assessment by the Australian and New Zealand intensive care society. Anaesth Intensive Care, 2008, 36（2）：149-151.

［21］Laheij RJ, Sturkenboom MC, Hassing RJ, et al. Risk of community-acquired pneumonia and use of gastric acid-suppressive drugs. JAMA, 2004, 292（16）：1955-1960.

［22］Gulmez SE, Holm A, Frederiksen H, et al. Use of proton pump inhibitor sand the risk of community-acquired pneumonia: a population-based case-control study. Arch Intern Med, 2007, 167 (9): 950-955.

[23] SarkarM, Hennessy S, Yang YX. Proton-pump inhibitor use and the risk of community-acquired pneumonia. Ann Intern Med, 2008, 149 (6): 391-398.

[24] 代芊, 邓宏, 黄汉朝, 等. 随机扩增多态性技术在院内肺炎逆行感染途径研究中的应. 中华医院感染学杂志, 2001, 11 (1): 75-77.

[25] Sultan N, Nazareno J, Gregor J. Association between proton pump inhibitors respiratory infection a systematic review and meta-analysis. Can J Gastroenterol, 2008, 22 (9): 761-766.

[26] Xu HB, Wang HD, Li CH, et al. Proton pump inhibitor use and risk of spontaneous bacterial peritonitis in cirrhotic patients: a systematic review and meta-analysis. Genet Mol Res, 2015, 14 (3): 7490-7501.

[27] Corley DA, Kubo A, Zhao W, et al. Proton pump inhibitors and histamine-2 receptor antagonists are associated with hip fractures among at-risk patients. Gastroenterology, 2010, 139 (1): 93-101.

[28] Kaye JA, Jick H. Proton pump inhibitor use and risk of hip fractures in patients without major risk factors. Pharmacotherapy, 2008, 28 (8): 951-959.

[29] Ngamruengphong S, Leontiadis GI, Radhi S, et al. Proton pump inhibitors and risk of fracture: a systematic review and meta-analysis of observational studies. Am J Gastroenterol, 2011, 106 (7): 1209-1218.

[30] Jefferies KC, Cipriano DJ, ForgacForgac M, et al. Function, structure and regulation of the vacuolar (H+) -ATPases. Arch Biochem Biophys, 2008, 476 (1): 33-42.

[31] Roux C, Briot K, Gossec L, et al. Increase in vertebral fracture risk in postmenopausal women using omeprazole. Calcif Tissue Int, 2009, 84 (1): 13-19.

[32] Epstein M, McGrath S, Law F, et al. Proton-pump inhibitors and hypomagnesemic hypoparathyroidism. N Engl J Med, 2006, 355 (17): 1834-1836.

[33] FDA Drug Safety Communication. Low magnesium levels can be associated

with long-term use of Proton Pump Inhibitor drugs (PPIs) [EB/OL]. [2016-04-13]. http://www.fda.gov/Drugs/DrugSafety/ucm245011.htm.

[34] Serfaty-Lacrosniere C, Wood RJ, Voytko D, et al. Hypochlorhydria from short-term omeprazole treatment does not inhibit intestinal absorption of calcium, phosphorus, magnesium or zinc from food in humans. J Am Coll Nutr, 1995, 14 (4): 364-368.

[35] Cundy T, Dissanayake A. Severe hypomagnesaemia in long-term users of proton-pump inhibitors. Clin Endocrinol (Oxf), 2008, 69 (2): 338-341.

[36] Hoorn EJ, van der Hoek J, de Man RA, et al. A case series of proton pump inhibitor-induced hypomagnesemia. Am J Kidney Dis, 2010, 56: 112-116.

[37] Broeren MA, Geerdink EA, Vader HL, et al. Hypomagnesemia induced by several proton-pump inhibitors. Ann Intern Med, 2009, 151 (10): 755-756.

[38] Kuipers MT, Thang HD, Arntzenius AB. Hypomagnesaemia due to use of proton pump inhibitors: a review. Neth J Med, 2009, 67 (5): 169-172.

[39] Mackay JD, Bladon PT. Hypomagnesaemia due to proton pump inhibitor therapy: a clinical case series. QJM, 2010, 103 (6): 387-395.

[40] Metz DC, Sostek MB, Ruszniewski P, et al. Effects of esomeprazole on acid output in patients with Zollinger-Ellison syndrome or idiopathic gastric acid hypersecretion. Am J Gastroenterol, 2007, 102 (12): 2648-2654.

[41] Regolisti G, Cabassi A, Parenti E, et al. Severe hypomagnesemia during long-term treatment with a proton pump inhibitor. Am J Kidney Dis, 2010, 56 (1): 168-174.

[42] Hutchison C, Oeissler CA, Powell JJ, et al. Proton pump inhibitors suppress absorption of dietary non-haem iron in hereditary hacmochromatesis. Gut, 2007, 56: 1291-1295.

[43] Termanini B, Gibril F, Sutliff VE. Effect of long-term gastric acid suppressive therapy on serum vitamin B_{12} level in patients with Zollinger-Ellison syndrome. Am J Med, 1998, 104: 422-430.

[44] Hirsehowits BI, Worthington J, Mohnen J. Vitamin B12 difficiency in hypersecretors during long-term acid suppression with proton pump

inhibitors. Aliment Pharmacol Ther, 2008, 27: 1110-1121.

[45] McColl KE. Effect of proton pump inhibitor on vitamins and iron. Am J Gastroenteroloyg, 2009, 104: S5-S9.

[46] Gilard M, Arnaud B, Cornily JC, et al. Influence of omeprazole on the antiplatelet action of clopidogrel associated with aspirin: the randomized, double-blind OCLA (Omeprazole CLopidogrel Aspirin) study. J Am Coll Cardiol, 2008, 51 (3): 256-260.

[47] Pezalla E, Day D, Pulliadath I. Initial assessment of clinical impact of a drug interaction between clopidogrel and proton pump inhibitors. J Am Coll Cardiol, 2008, 52 (12): 1038-1039.

[48] Juurlink DN, Gomes T, Ko DT, et al. A population-based study of the drug interaction between proton pump inhibitors and clopidogrel. CMAJ, 2009, 180 (7): 713-718.

[49] Ho PM, Maddox TM, Wang L, et al. Risk of adverse outcomes associated with concomitant use of clopidogrel and proton pump inhibitors following acute coronary syndrome. JAMA, 2009, 301 (9): 937-944.

[50] Kreutz RP, Stanek EJ, Aubert R, et al. Impact of proton pump inhibitors on the effectiveness of clopidogrel after coronary stent placement: the clopidogrel MEDCO outcomes study. Pharmacotherapy, 2010, 30 (8): 787-796.

[51] Hulot JS, Collet JP, Silvain J, et al. Cardiovascular risk in clopidogrel-treated patients according to cytochrome *P4502C19 * 2* loss-of-function allele or proton pump inhibitor coadministration: a systematic meta-analysis. J Am Coll Cardiol, 2010, 56 (2): 134-143.

[52] Siller-Matula JM, Jilma B, Schror K, et al. Effect of proton pump inhibitors on clinical outcome in patients treated with clopidogrel: a systematic review and meta-analysis. J Thromb Haemost, 2010, 8 (12): 2624-2641.

[53] Ngamruengphong S, Leontiadis GI, Crowell MD, et al. Risk of adverse cardiovascular events with concomitant use of clopidogrel and proton pump inhibitors (PPI): systematic review and meta-analysis of observational studies [abstract T1078]. Gastroenterology, 2010, 138 (5, suppl

1）：S483.

[54] Kwok CS, Loke YK. Meta-analysis：the effects of proton pump inhibitors on cardiovascular events and mortality in patients receiving clopidogrel. Aliment Pharmacol Ther, 2010, 31 (8)：810-823.

[55] Gerson LB, McMahon D, Olkin I, et al. Meta-analysis of interaction between clopidogrel and proton pump inhibitor therapy [abstract W1108]. Gastroenterology, 2010, 138 (5, Suppl 1)：S653.

[56] Bhatt DL, Cryer BL, Contant CF, et al. Clopidogrel with or without omeprazole in coronary artery disease. N Engl J Med, 2010, 363 (20)：1909-1917.

[57] FDA reminder to avoid concomitant use of Plavix (clopidogrel) and omeprazole. [EB/OL]. [2016-04-13]. http://www.fda.gov/Drugs/DrugSafety/ucm231161.htm(assessed March 22,2011).

[58] Angiolillo DJ, Gibson CM, Cheng S, et al. Differential effects of omeprazole and pantoprazole on the pharmacodynamics and pharmacokinetics of clopidogrel in healthy subjects：randomized, placebo-controlled, crossover comparison studies. Clin Pharmacol Ther, 2011, 89 (1)：65-74.

[59] European Medicines Agency. Public statement March17, 2010 [EB/OL]. [2016-04-13]. http://www.ema.europa.eu/docs/en_GB/document_library/Public_statement/2010/03/WC500076346.pdf (assessed Match1, 2011).

[60] Moayyedi P, Talley NJ. Gastroesophageal reflux disease. Lancet, 2006, 367 (9528)：2086-2100.

[61] McDonald EG, Milligan J, Frenette C, et al. Continuous proton pump inhibitor therapy and the associated risk of recurrent clostridium difficile infection. JAMA Intern Med, 2015, 175 (5)：784-791.

[62] Bouwknegt M, van Pelt W, Kubbinga ME, et al. Potential association between the recent increase in campylobacteriosis incidence in the Netherlands and proton-pump inhibitor use-an ecological study. Eurosurveillance, 2014, 19 (32). pii：20873.

[63] Leonard J, Marshall JK, Moayyedi P. Systematic review of the risk of

enteric infection in patients taking acid suppression. Am J Gastroenterol, 2007, 102 (9): 2047-2056.

[64] Janarthanan S, Ditah I, Adler DG, et al. Clostridium difficile-associated diarrhea and proton pump inhibitor therapy: a meta-analysis. Am J Gastroenterol, 2012, 107 (7): 1001-1010.

[65] Imhann F, Bonder MJ, Vila Vila A, et al. Proton pump inhibitors affect gut bacteria. Gut, 2015, 65 (5) 740-748.

[66] Jackson MA, Goodrich JK, Maxan ME. Proton pump inhibitors alter the composition of the gut microbiota. Gut, 2015, 65 (5): 749-756.